Surmonter ses complexes

Les comprendre pour les assumer

Groupe Eyrolles
61, bd Saint-Germain
75240 Paris Cedex 05

www.editions-eyrolles.com

© Groupe Eyrolles, 2008
ISBN : 978-2-212-54156-4

Bénédicte Nadaud, Karine Zagaroli

Surmonter ses complexes

Les comprendre pour les assumer

EYROLLES

Dans la même collection, chez le même éditeur :

Juliette Allais, *La psychogénéalogie*

Juliette Allais, *Au cœur des secrets de famille*

Valérie Bergère, *Moi ? Susceptible ? Jamais !*

Sophie Cadalen, *Inventer son couple*

Christophe Carré, *La manipulation au quotidien*

Marie-Joseph Chalvin, *L'estime de soi*

Michèle Declerck, *Le malade malgré lui*

Ann Demarais, Valerie White, *C'est la première impression qui compte*

Jacques Hillion, Ifan Elix, *Passer à l'action*

Lorne Ladner, *Le bonheur passe par les autres*

Lubomir Lamy, *L'amour ne doit rien au hasard*

Dr. Martin M. Antony, Dr. Richard P. Swinson, *Timide ? Ne laissez plus la peur des autres vous gâcher la vie*

Virginie Megglé, *Couper le cordon*

Virginie Megglé, *Face à l'anorexie*

Virginie Megglé, *Entre mère et fils*

Ron et Pat Potter-Efron, *Que dit votre colère ?*

Patrick Ange Raoult, *Guérir de ses blessures adolescentes*

Daniel Ravon, *Apprivoiser ses émotions*

Alain Samson, *La chance tu provoqueras*

Alain Samson, *Développer sa résilience*

Dans la série « Les chemins de l'inconscient »,
dirigée par Saverio Tomasella :

Saverio Tomasella, *Oser s'aimer*

Catherine Podguszer, Saverio Tomasella, *Personne n'est parfait !*

Christine Hardy, Laurence Schifrine, Saverio Tomasella, *Habiter son corps*

Gilles Pho, Saverio Tomasella, *Vivre en relation*

Martine Mingant, *Vivre pleinement l'instant*

Remerciements

Merci à toutes les personnes (familles, amis et relations) qui ont accepté de nous livrer une partie d'elles-mêmes pour que ce livre parle au plus grand nombre.

Merci à Véronique et Marie-Paule pour leur précieuse relecture.

Merci à nos maris et à nos enfants qui nous ont laissé écrire les soirs et week-ends.

Table des matières

Les complexes rationnels

Introduction

Pourquoi consacrer tout un livre aux complexes ? Tout simplement parce que nous sommes nombreux, très nombreux, à en avoir. Mais les complexes, qu'est-ce que c'est ? Ils semblent bien réels, ils hantent chacun de nous et cependant, ils sont difficiles à définir. Peut-être parce que dire son complexe, c'est toujours une façon de révéler sa personnalité. Plutôt que de se dévoiler ainsi, on préfère alors parler de confiance en soi, d'estime de soi, ou évoquer le handicap.

Beaucoup prétendent savoir ce qu'est un complexe. Mais dès qu'il s'agit d'évoquer les siens, les choses se compliquent. Certains se lancent dans de grandes explications ou emploient l'humour pour éluder le sujet ; d'autres au contraire se trouvent paralysés et fuient ou s'isolent, évitant ainsi de se confronter au problème. Plus que d'en parler, ce qui est alors recherché, c'est un moyen de faire face à ses complexes.

Pour d'autres encore, il est difficile de les identifier. Ces personnes ressentent pourtant un sentiment désagréable plus ou moins fort selon les occasions. Elles ne disent pas qu'elles sont complexées, mais leurs actes et leurs comportements sont éloquents.

L'évocation d'un tel sujet suscite généralement des réflexions révélatrices d'une volonté de combattre le complexe. On le considère comme un parasite dont il faudrait se débarrasser. Il convient cependant de garder à l'esprit que les complexes sont un peu de nous-mêmes, un peu de ce qui constitue notre personnalité, et peuvent même parfois s'avérer être des qualités. Car le rêve de l'homme parfait n'existe pas. Nous avons tous des défauts dont certains font notre charme.

Le complexe prend des formes différentes selon les âges, selon ce que chacun vit. Il est comme un satellite de notre personnalité. Nuisible ? Pas forcément. Le complexe offre aussi la possibilité de rebondir, il agit comme une force pour aller de l'avant.

Pourtant, les spécialistes du « bien-être » en parlent peu. Probablement parce que les complexes ne sont que la partie visible ou déclarée d'une personnalité, ils cachent souvent autre chose. Ils peuvent provenir de notre enfance, apparaître à l'adolescence ou s'exprimer à l'âge adulte. Ensuite parce qu'ils prennent des formes variées, allant de la simple gêne passagère au frein qui empêche toute action. Et enfin parce qu'ils n'ont pas de réalité en tant que telle : ils cachent souvent d'autres problèmes plus profonds. Les complexes dont nous parlerons ici sont ceux du quotidien, ceux qui nous font dire : « J'ai plein de complexes, en fait je suis hypercomplexé ! », ou encore : « Ah, les complexes, il y aurait de quoi en faire un livre ! »

Cet ouvrage propose donc de passer en revue les complexes et d'en établir une classification permettant de mentionner la plupart d'entre eux, mais qui ne prétend pas être exhaustive. Nous avons choisi de les classer en trois parties : les complexes subjectifs, les complexes rationnels et les complexes de comparaison.

Les complexes subjectifs ont pour fondement un avis, une opinion, une réalité personnels. Ce sont sans doute les plus nombreux et, pour les

2

désigner, on fait souvent appel à des phrases du genre : « Je suis trop ceci ou pas assez cela… »

Au contraire des complexes subjectifs, les complexes rationnels ont pour origine des défauts visibles aux yeux de tous. Ils découlent du constat de la réalité. Il s'agit là encore de complexes courants liés par exemple au surpoids, à des oreilles décollées, à l'acné, etc. À partir du moment où de tels défauts prennent de l'importance pour qui les vit, on peut considérer qu'il s'agit de complexes.

Enfin, nous avons accordé une dernière partie au complexe de comparaison, issu des relations sociales. Le fait de parler avec les autres, d'être dans un groupe, donne lieu à des échanges qui sont parfois mal vécus. Constater par exemple que quelqu'un a mieux réussi, ou que la vie lui sourit plus, peut mettre une personne mal à l'aise ou encore l'irriter. De telles réactions peuvent alors être révélatrices d'un complexe de comparaison.

Cet ouvrage permet également de trouver dans son histoire personnelle des repères pour comprendre ce qui a pu, à un moment donné, engendrer des complexes. Cette démarche est essentielle pour identifier ce que l'on ressent avant de passer à l'action. Si l'on veut trouver une solution pour faire face à son ou ses complexes, et apprendre à vivre avec, le meilleur moyen est de prendre conscience que toutes les étapes de notre vie ont compté : elles nous ont marqués et permis de nous construire. Les étapes à venir compteront tout autant. Rien n'est figé, les complexes vont et viennent, et chaque prise de conscience a son importance. Ce livre est peut-être l'une de ces nouvelles étapes !

PREMIÈRE PARTIE

Les complexes subjectifs

Ces petits défauts qui ont pris trop d'importance à nos yeux

Trop grand, trop petit, pas assez mince ! Toutes les occasions sont bonnes pour se remettre en question et s'attarder sur ces petits défauts qui empoisonnent le quotidien. Tout le monde est complexé, mais ça ne soulage pas de le savoir ! Parce qu'au fond, le complexe est une affaire personnelle. Présent depuis longtemps, il s'est enraciné : vivre avec est parfois difficile quand le défaut dont il est issu a pris trop d'importance.

Ces petits défauts montés en épingle sont des complexes subjectifs. Ils s'évaluent en fonction d'un standard auquel l'individu souhaite correspondre. De façon consciente ou non, un modèle s'impose. Autrement dit, une norme qui voudrait qu'on ait « la bonne taille », « le bon poids » et « une chevelure de rêve ». Tout cela est subjectif, car chacun se fixe des buts différents. Et quand ces standards qui sont inatteignables deviennent la priorité à atteindre, c'est que le complexe a pris le dessus. D'où viennent ce sentiment d'infériorité et ce manque d'assurance qui conduisent parfois à remettre en cause, et sans véritable raison, certaines de nos caractéristiques personnelles ? Toutes les étapes de la vie ont compté. Il faut parfois se pencher sur chacune d'entre elles pour comprendre quel rôle elles ont joué dans le développement du complexe. C'est la condition pour transformer celui-ci en force.

Naît-on complexé ?

Parler de complexes entre amis revient très souvent à exprimer un sentiment d'infériorité : « Je suis trop comme ceci ou pas assez comme cela, j'ai trop de ci et pas assez de ça. » Dans le langage courant, le complexe apparaît sous une forme simpliste et même superficielle. Certains les évoquent sans guère y prêter attention alors que d'autres se feront violence pour en parler.

Le complexe exprime beaucoup plus qu'un émoi de midinette. Le Petit Larousse le définit comme « un ensemble de sentiments, de souvenirs partiellement ou totalement inconscients, pourvus d'une puissance affective qui détermine une manière stéréotypée de se comporter avec les autres ».

Parler de son complexe reviendrait donc à dire beaucoup sur soi. Cela impose d'exprimer des souvenirs enfouis (de paroles ou de situations blessantes) et même, parfois, d'évoquer de véritables souffrances (un manque d'amour qui rejaillit).

Le complexe, en effet, ne surgit pas au hasard. S'il se place sur un défaut physique ou un sentiment d'incompétence, c'est souvent pour masquer autre chose. Le complexe n'est pas simple à décrypter, il est l'expression d'un mal plus profond. Son interprétation ne peut pas être immédiate. Bien sûr, il peut être révélateur d'une souffrance de l'enfance ou de brimades de l'adolescence. Mais ces explications restent incomplètes. Décoder son complexe est… complexe ! Vouloir en comprendre le sens peut demander du temps et, quelquefois, l'aide d'un spécialiste. Car c'est bien d'enchevêtrement (*cum plexus* : avec des enchevêtrements) qu'il s'agit ici !

Avant la naissance, l'enfant rêvé

Une histoire, un passé

La venue d'un enfant est souhaitée, espérée, ou encore survient par accident. Chaque enfant est attendu de façon différente. Un garçon pour transmettre le nom, un petit dernier qui arrive à l'improviste, une fille après une série de garçons, ce sont autant d'exemples et de situations qui façonnent chaque être. De nombreux éléments participent à l'histoire de chacun : l'environnement dans lequel survient le désir ; le fait qu'un couple souhaite fonder une famille ou qu'il s'agisse d'une mère célibataire ; la façon dont on annonce la grossesse… Selon les circonstances, le couple transmet inévitablement à son enfant des attentes, des espoirs et des ambivalences. Tout cela est dans l'ordre des choses. Les répercussions sur la construction de l'identité de l'enfant sont évidentes. Il s'agit ici d'une première étape. L'accueil que les parents lui réservent est une autre étape fondamentale. Rien n'est encore figé à ce stade : la construction de soi est un long cheminement.

De l'imagination...

Avant d'être accueilli, l'enfant est rêvé, idéalisé, imaginé, et cela, dès sa conception. L'utilisation de techniques comme l'échographie contribue

8

à modifier les relations précoces qui se tissent avant même la découverte. Cette imagerie du bébé avant sa naissance permet bien évidemment de mieux surveiller la grossesse. C'est dans ce but que les échographies sont proposées, et non pas simplement pour offrir aux parents la possibilité de connaître le sexe avant l'heure. Cette photographie est la première confrontation entre l'enfant imaginé et une certaine réalité. Le garçon tant désiré sera finalement une fille, le gros bébé est tout petit, l'enfant souhaité est accompagné d'un jumeau. Les parents sont contraints de s'adapter et de renoncer à une part de leurs rêves. Cette révélation du sexe de l'enfant n'est donc peut-être pas aussi positive qu'il y paraît. Pendant la grossesse, il est important pour une femme de s'imaginer attendre tantôt une fille, tantôt un garçon. Ne pas savoir lui permet de laisser aller son imagination. C'est une occasion pour elle et le papa de s'inventer une histoire différente selon qu'ils pensent avoir un enfant de l'un ou l'autre sexe. Et c'est d'autant plus vrai que les couples actuels n'ont souvent qu'un ou deux enfants. Ces moments seront les seuls où les parents auront eu, imaginairement, une fille ou un garçon. Certains affirment qu'il leur est égal de connaître le sexe du bébé, mais peu se souviennent de ces premiers mois où, ignorant s'il s'agissait d'une fille ou d'un garçon, ils ont vécu cette période sans exigence particulière. Dès que le sexe est connu, le charme n'est pas forcément rompu, mais déjà les attentes envers le bébé à venir se font plus précises. Et, quel que soit le moment où les parents confrontent la réalité avec le rêve, l'enfant porte en lui leur ressenti. Le bébé s'imprègne émotionnellement de la réaction de ses parents, que celle-ci soit positive ou négative : immense joie d'apprendre l'arrivée d'une fille, ou déception d'avoir un garçon.

... à la réalité

Il est donc évident que les conditions dans lesquelles un enfant est attendu jouent un rôle capital dans sa construction identitaire. Le tout-petit est porteur d'attente, de désir, d'espérance, de réparation. Les parents ont tout le temps de la grossesse pour imaginer l'enfant à venir, neuf mois pour évoluer eux aussi et s'adapter à ce que sera ce bébé. Autant de temps dont ils disposent pour accepter son sexe, envisager une famille nombreuse, s'adapter à une naissance multiple. À l'inverse, si les parents s'accrochent à leurs rêves, le décalage au moment de l'arrivée de l'enfant sera inévitable. Le comportement des parents, et parfois de la famille élargie à l'égard du tout-petit, est une autre étape importante dans la vision qu'il aura ensuite de lui-même car, plus tard, ces premiers regards posés sur lui conditionneront la façon dont il se sent perçu.

L'amour : la base de tout

La construction du lien

Au moment de la naissance, les premiers liens se tissent par le toucher et l'odorat. Les sages-femmes le savent et connaissent l'état d'un enfant abandonné dès la naissance : il est désemparé. L'histoire raconte l'expérience de Frédéric II de Prusse qui, sous prétexte de connaître la langue « parlée » à la naissance (grec ou hébreu), ordonna que les enfants d'un orphelinat soient nourris, lavés et soignés ; mais il interdit aux nourrices de leur parler. On dit que les enfants moururent. Voilà une preuve que l'homme ne peut pas vivre sans lien. Le contact, au même titre que la nourriture et la boisson, est pour lui un besoin vital. L'accueil des parents est donc essentiel pour que chacun trouve sa place dans notre monde. Or, cet amour parental passe par le toucher, les baisers, les câlins, les paroles et leurs intonations. Les maternités « Amis des bébés » insistent sur le fait que les mamans doivent prendre leur enfant dans les bras. Le travail quotidien des sages-femmes de ces maternités consiste à rassurer les mamans sur leurs compétences et leur rôle de mère. Dans ces services, le personnel soignant cherche à détecter les situations difficiles. L'objectif est de favoriser la mise en place des conditions nécessaires à la création de ce lien. Les liens d'amour se tissent alors, et contribuent à bâtir le socle de la personnalité de l'individu.

Le mythe de Narcisse

Que raconte le mythe ? Narcisse s'est épris de son reflet dans l'eau au point de ne plus pouvoir s'en détacher et de se laisser mourir. Freud est l'un des premiers à s'approprier ce mythe pour définir l'amour que l'on porte à sa propre personne. Il s'agit d'un amour de soi, de son image, qui permet de comprendre la construction de la personnalité. En effet, comment pourrions-nous aimer les autres si nous ne nous aimons pas nous-mêmes ? C'est en tout cas l'interprétation qui est faite du mythe de Narcisse par certains psychologues.

Une évidence ?

Konrad Lorenz – biologiste et zoologiste autrichien – s'est attaché à observer des canetons qui ont suivi dès leur naissance le premier objet mobile posé devant eux. Il ne s'agissait pas de la cane qui les avait mis au monde, mais d'une simple mécanique de bois.

En 1946, René Spitz fait lui aussi une observation troublante, cette fois avec des bébés. Sur 123 nourrissons abandonnés en pouponnière, mais accueillis dans de bonnes conditions matérielles, des signes de désespoir ont été notés. La cause en est imputée à la rupture du lien maternel, qui n'a pas été compensé par une attention et une affection suffisantes de la part du personnel hospitalier.

En 1958, les travaux de John Bowlby mettent eux aussi en avant les liens privilégiés entre le bébé et sa mère, et arrivent à la même conclusion : la proximité physique, la disponibilité de la mère ou de toute autre personne satisfont un besoin essentiel au développement de l'enfant. Sa construction passe par ce lien, cette « empreinte » laissée par l'adulte.

La création d'un lien affectif puissant entre un enfant et sa mère ou son père, ou une autre personne, ne dépendrait donc pas uniquement des liens du sang.

Une seule figure d'attachement possible ?

Ce qui compte avant tout, ce sont les soins donnés et les circonstances dans lesquelles ils sont prodigués. Autrement dit, l'entourage dans lequel on évolue. Parents adoptifs, parents de familles recomposées, parents d'enfants nés d'un don de sperme, tous sentent bien qu'il s'agit ici d'une évidence. Se lever la nuit, veiller à la santé de l'enfant, être là pour l'écouter, bref, se consacrer à lui est plus qu'un don de soi, c'est d'amour qu'il s'agit.

Ainsi, cette figure d'attachement ne serait pas forcément unique. Le tout-petit peut effectivement s'attacher à plusieurs personnes. Dans ce cas, cela peut même constituer un enrichissement et un facteur de résilience pour l'enfant. Le lien sécurisant établi avec telle ou telle personne pourra compenser la relation anxiogène développée avec une autre. Il trouvera aussi dans cet effet compensatoire un moyen de se construire. En effet, au fil du temps, d'autres attachements peuvent intervenir. Heureusement, tout ne se joue pas uniquement dans la petite enfance !

Véronique, 36 ans, mère adoptive :

« Quand j'ai vu la photo de Kim, j'ai ressenti un élan d'amour. Bien sûr, cela faisait des années que j'attendais ce moment. À mon arrivée dans l'orphelinat, j'étais tellement émue que je pleurais tout le temps. C'était un moment intense, ce fut le plus beau jour de ma vie. Dès que je l'ai tenue dans mes bras, je me suis sentie maman. Et lorsqu'elle a tourné ses yeux vers moi, qu'elle s'est détendue, j'ai ressenti toute la confiance qu'elle plaçait en moi. »

Vers l'amour de soi

L'enfant doit être accueilli avec amour mais sans attente, sans exigence particulière. Ainsi, peu importe la manière de faire de chacun. Les façons de « bien » s'occuper d'un enfant sont multiples. Pour que les soins soient bénéfiques, c'est le dévouement qui importe, et non le savoir-faire ou les connaissances qu'on a pu nous transmettre. Si l'enfant se sent aimé, s'il se sent digne d'amour et de respect, il développera ce que l'on pourrait nommer « l'amour de soi », l'une des composantes essentielles de l'estime de soi. Il est en effet facile de comprendre qu'il sera impossible de s'aimer si l'on n'a pas soi-même été aimé.

L'enfant abandonné

Ainsi, une mère incapable de transmettre son amour à son enfant le fait souffrir contre sa volonté. La distance qu'elle impose entre elle et son enfant n'est pas sans conséquences sur le développement de ce dernier. Le nourrisson risque d'avoir de grandes difficultés à surmonter l'anxiété des moments pendant lesquels il n'aura pas pu capter le regard et l'attention de sa maman.

Parfois, pourtant, cette absence d'amour se transcende grâce à la « résilience », qu'on peut définir comme une force, une capacité à donner et distribuer un amour que l'on n'a pas reçu dans l'enfance. C'est notamment le cas de Tim Guénard, qui raconte dans son livre *Plus fort que la haine*[1] comment il s'est construit après avoir été abandonné par sa mère puis battu par son père, et déplacé de famille d'accueil en famille d'accueil. Il est aujourd'hui apiculteur et reçoit des personnes en difficulté. Il est également l'auteur de *Tagueurs d'espérance*[2].

Enfin, ce sentiment d'abandon peut être exacerbé jusqu'à devenir omniprésent. C'est le cas des personnes dépendantes : elles ressentent un manque d'amour permanent. L'impression qui domine est celle de ne jamais être aimé suffisamment. Les marques d'affection reçues ne correspondent

1. GUÉNARD Tim, *Plus fort que la haine*, Presses de la Renaissance, 1999 et J'ai lu, 2000.
2. GUÉNARD Tim, *Tagueurs d'espérance*, J'ai lu, 2003, préface de Boris CYRULNIK.

pas aux attentes ; celles-ci sont de toute façon trop fluctuantes pour que ce soit jamais le cas. Ces personnes demandent toujours plus à leur entourage et croient toujours avoir trop donné. « Il ne m'a pas appelé pour mon anniversaire, c'est bien la preuve qu'il ne m'aime pas, alors que moi, je fais tout pour lui ! » Le besoin d'amour est insatiable.

L'amour serait donc notre colonne vertébrale ? Indispensable à notre développement, l'amour ne suffit pourtant pas. C'est un constat que Claude Halmos, psychanalyste, a souligné dans ses écrits. Elle montre que la société a tendance à considérer que la relation parent-enfant se réduit à l'amour et que, dès lors que l'amour est présent, le développement de l'enfant se fait de lui-même. Or, l'amour parental est tout autre : on aime son enfant pour qu'il nous quitte. C'est la différence absolument essentielle avec l'amour entre adultes.

De l'abandon au trouble de la personnalité

Il faut distinguer les personnes qui ne sentent pas aimées de celles dites « borderline ». Les personnes *borderline* se sentent abandonnées, mais il s'agit là d'un trouble de la personnalité. Seule ou en groupe, la personnalité *borderline* se sent délaissée, c'est un sentiment fort et intense. « Les personnalités *borderline* sont assaillies d'émotions violentes et mal contrôlables, en particulier des états de colère intense, contre les autres ou contre elles-mêmes. [...] Vis-à-vis de leurs proches, les *borderline* expriment des demandes envahissantes d'être aimés et assistés, qu'ils alternent avec des fuites brutales quand l'intimité devient trop menaçante pour eux. »[1] Quiconque ressent ce genre de souffrance devrait en faire part à un professionnel.

---

1. ANDRÉ Christophe, LELORD François, *Comment gérer les personnalités difficiles*, Poches Odile Jacob, 2000.

14

Le peau à peau, un contact qui crée des liens[1]

Le principe des mères kangourous repose sur la poursuite du développement du bébé prématuré ou de petit poids, calquée sur la manière dont le bébé kangourou, encore prématuré, migre dans la poche de sa mère où il trouve chaleur et nourriture. Créée à Bogota en 1978, cette technique est maintenant utilisée dans de nombreux pays, de la Colombie au Vietnam en passant par Madagascar, le Mozambique, l'Afrique du Sud, les Philippines, mais aussi la Suède, la Hollande ou les États-Unis. On propose au parent, père ou mère, de garder contre lui son enfant au moins pendant deux heures. Cette technique de prise en charge s'adresse à des bébés ne présentant aucune détresse vitale. C'est un complément aux soins néonataux « classiques » que nous connaissons. La tête du bébé est calée sur la poitrine, les jambes sont repliées. Une ceinture permet de maintenir les deux corps en contact. Le bébé prématuré peut garder une température adéquate lorsqu'il est maintenu en contact peau à peau direct. Cette technique se pratique en milieu hospitalier jusqu'à ce que les parents soient à l'aise avec leur bébé et, bien sûr, que celui-ci grossisse. Cela permet de ne pas séparer la maman du nourrisson, et donc de créer les premiers liens (*bonding*) nécessaires à un bon développement. Cette technique permet également de rendre aux parents leur enfant, et de leur montrer qu'ils sont les plus compétents pour s'en occuper !

L'importance de l'accueil dans la vie

Le rôle des encouragements

Plus le départ du bébé dans la vie est bon, meilleures seront les relations avec ses parents, de même que son équilibre psychique futur. Ce postulat

---

1. À lire, le livret *Peau à peau* diffusé par l'association SPARADRAP :
   http://www.sparadrap.org

de départ pose les bases d'une autre étape fondamentale dans la construction d'une personne : la confiance en soi.

Les premiers pas, les premiers mots, dans la mesure où ils sont encouragés par les parents, aideront l'enfant à se construire. Plus les parents seront encourageants et positifs, plus l'enfant prendra confiance. L'essentiel, ici, n'est pas tant la réussite que l'effort. Moins l'enfant craindra d'échouer, plus il aura confiance en lui. Nombreuses sont les personnes qui se disent maladroites et rattachent cette maladresse à leur enfance. On peut effectivement être « maladroit », mais on peut aussi s'en persuader ! Ainsi, si par frustration, ignorance ou souffrance, les parents ont transmis à leur enfant, sous formes de remarques blessantes (par exemple « Mon dieu que tu es maladroit ! »), une image négative de lui-même, celle-ci peut rester gravée dans son esprit et donner lieu à un complexe.

Une nouvelle vision de l'enfant

Sigmund Freud va, au début du XXe siècle, révolutionner le regard porté sur le petit enfant. Anna Freud puis Mélanie Klein vont mener leurs travaux dans ce sens. Pour eux, l'enfant a une personnalité et un développement psychologique qui lui sont propres. Les événements de la vie auront des répercussions sur lui, il sera sensible aux sentiments exprimés par ses parents ; bref, il réagira et son développement s'en trouvera imprégné. Tout cela nous semble aujourd'hui évident, mais cela n'a pas toujours été le cas.

Le rôle des échecs

Pour gagner confiance en lui et devenir un adulte confiant, l'enfant va chercher dans le regard de ses parents des émotions « positives ». « Pour qu'un enfant ait confiance en lui, il faut qu'il ait confiance en vous. Si vous ne pensez pas, ne ressentez pas qu'il a des capacités, alors comment pourrait-il s'en imaginer capable ? » écrit Gisèle George, pédopsychiatre[1]. L'enfant n'attend pas de ses parents des encouragements injustifiés, mais appropriés. Les remarques doivent porter sur des actes, des performances, mais pas sur l'individu en tant que tel. Manquer de confiance en soi, malgré, parfois, une réussite sociale apparente, c'est ressentir encore ces jugements de valeur portés sur notre personne. À l'inverse, avoir confiance en soi, c'est être doté d'une certaine capacité à résister aux échecs. Si l'on a été incité à recommencer plutôt qu'à renoncer, la confiance en soi s'en trouve renforcée.

William, 42 ans :

« J'ai encouragé mon fils à faire du vélo. Il est tombé la première fois, je lui ai expliqué que c'était normal et qu'il fallait qu'il recommence pour apprendre et trouver son équilibre. Je n'ai pas douté un seul instant qu'il y arriverait. Et effectivement, à la fin de la journée, à force de l'encourager il y est parvenu. Aujourd'hui, je me sers de cet exemple pour lui rappeler que c'est normal d'échouer pour y arriver ensuite. »

Le complexe d'Œdipe : premier interdit

S'il est un complexe que le langage courant s'est approprié, c'est bien celui-ci. Pourtant, qui se souvient du mythe du légendaire roi de Thèbes qui tua son père et épousa sa mère selon la terrible prédiction de l'oracle d'Apollon ? Épouser sa mère… voilà le rêve de tout petit garçon ! Et c'est tout aussi vrai pour les filles avec leur père. L'enfant s'oppose à l'un de ses parents pour mieux être aimé de l'autre. Bien sûr, le mythe est imagé. Ce qu'il représente ici, c'est un désir interdit et le conflit qu'il génère. Ce conflit est d'autant plus douloureux que l'enfant éprouve de l'attachement, de l'affection pour le parent « détesté ».

----

1. GEORGE Gisèle, *La confiance en soi de votre enfant*, Odile Jacob, 2007.

C'est en renonçant à ce désir d'amour incestueux, en l'assimilant, que l'enfant va intégrer l'interdit. Cette étape de sa construction lui permettra non seulement de reporter son amour sur d'autres objets et d'envisager plus tard des relations amoureuses saines, mais aussi d'accepter l'existence de limites.

L'acceptation de l'interdit apparaît indispensable au développement d'un bien-être psychologique.

Filles ou garçons, des rôles prédéfinis

À partir de huit ans, les petites filles sont globalement moins satisfaites de leur physique que les garçons. C'est en tout cas ce qu'affirment certains spécialistes. Pourquoi en sont-elles déjà là ? Plus que leur reflet dans le miroir, c'est le poids de l'environnement social que l'on retrouve ici. « Les parents encouragent plus volontiers leur enfant mâle à s'affirmer, à être entreprenant, à prendre part à des activités qui valorisent l'estime de soi : le sport, la compétition. Tandis que les filles sont incitées à être coquettes et dociles, leur timidité n'étant jamais considérée comme un défaut. »[1] D'où cette remarque d'une petite fille de huit ans à sa mère : « Pourquoi pour le travail de force, c'est toujours à mon frère qu'on demande ? Moi aussi je suis forte ! » Ce qui est une évidence pour l'enfant n'est pas un automatisme pour la mère : les vieux schémas ont la vie dure. Il est pourtant nécessaire de sortir des clichés si l'on vise l'épanouissement de la personnalité. Plus tard, ces petites phrases (« sois belle ma fille, sois fort mon garçon ! ») reviendront comme un effet boomerang, de façon plus ou moins consciente, hanter l'adulte que nous sommes devenu. Elles nous imposeront des freins, elles nous limiteront peut-être dans ce que nous aimerions être ou faire, elles nous auront « complexés ». En prendre conscience, arriver à s'en libérer, c'est déjà mieux se connaître…

---

1. LOMAS Pascale de, *Dé-com-ple-xez !*, Hachette pratique, 2006.

L'adolescence : un corps en mutation

Accepter un nouveau corps

Le mot adolescent est tiré du latin *adolescere* qui signifie pousser, grandir. Il marque le passage du corps d'enfant à celui d'adulte. Cette période de croissance intervient plus tôt chez les filles que chez les garçons. L'anatomie se modifie, les centimètres s'accumulent et changent l'allure générale. À l'occasion de la première boum, les adolescents déambulent ou sautillent, mi-adultes, mi-enfants, mélangeant les comportements infantiles et les codes des adultes : un verre et une cigarette à la main, on se bouscule, on se donne des coups d'épaule en parlant fort ! Même si ce nouveau corps dérange, les filles et les garçons passent de longues heures devant le miroir. Et pour cause : l'objectif du moment est de s'approprier cette silhouette en pleine métamorphose. C'est bien parce que leur corps leur échappe que les jeunes filles et les jeunes hommes le détaillent si souvent. Du côté des garçons, le corps change plus tardivement, la croissance s'accélère entre 13 et 16 ans. Les petites joues rebondies qui faisaient le charme enfantin de certains se mettent à fondre. Le visage se transforme. Les bras s'allongent. Le nez prend du caractère !

Claudia, 14 ans :

« Je suis gênée à la piscine. Je vois bien que les garçons regardent les filles. Je ne sais pas faire comme les autres filles qui ont l'air de draguer et rient fort. Moi, je n'aime pas sentir qu'ils m'observent, alors je me cache. »

Vivre avec un corps sexué

Le corps de l'enfant disparaît et laisse place à celui de l'adulte. Cette mutation s'opère dans l'incertitude. À quoi va-t-on ressembler ? Les seins, véritables symboles de féminité, prennent forme.

Les questions sont légion : Mes seins vont-ils être gros ou petits ? Mon pénis est-il trop petit ? Mes érections sont-elles normales, trop nombreuses ? La pilosité fait ses premières apparitions, associées à une augmentation de la transpiration. Les filles se ruent sur les déodorants pour masquer les odeurs et toutes les traces de féminité qui se dégagent d'elles. Chez les garçons, ces transformations interviennent plus tard, vers 12 ans. Les testicules augmentent de volume. Le pénis grossit et s'allonge. La voix mue. Dans un second temps, la pilosité apparaît sur le visage, un petit duvet assombrit la lèvre supérieure. Ces changements perturbent les adolescents. Ils deviennent plus pudiques. Les sentiments à l'égard de ce nouveau corps sont ambigus. Les adolescents qui gardent honteusement leurs interrogations (« Suis-je normal ? ») risquent alors de souffrir et d'en retirer quelques complexes.

Paul, 65 ans :

« J'ai un souvenir précis de mon corps d'adolescent. Un jour, à la plage, je regardais une fille passer. Elle me plaisait. J'ai senti que mon corps réagissait. Gêné, je me suis retourné précipitamment sur le ventre, j'ai attendu que ça passe ! »

Le regard des autres

La question du regard de l'autre sur soi est particulièrement prégnante pendant l'adolescence. L'allure, l'apparence préoccupent quotidiennement collégiens et lycéens. L'inquiétude ressentie à se demander quelle image on dégage peut devenir gênante : « Je ne veux pas que l'on me voie comme ci ou comme ça. » Conséquence directe de cette inquiétude, l'engouement pour certains vêtements est souvent disproportionné : « T'es trop belle avec ça, tu l'as acheté où ? » Le souci de l'apparence se traduit par l'attrait pour les marques. Les adolescents sont une cible idéale pour les grandes enseignes vestimentaires. Porter un vêtement de marque, c'est en effet se fondre dans le groupe, s'intégrer. La norme devient alors rassurante : « Tout le monde s'habille comme ça ! » C'est une façon de se faire confirmer que l'on peut être aimé. Mais ne s'agit-il pas ici d'être aimé pour ce que l'on paraît, et non pour ce que l'on est ? Faut-il déjà y voir la première marque d'un manque de confiance en soi ?

Clémence, 13 ans :

« J'aimerais que ma mère accepte de m'acheter un sac à dos de marque. Parce que la bande de filles avec qui je suis en a un, et elles se moquent de moi parce que j'ai le même depuis le primaire. Je sais bien que c'est un peu bête, mais j'aimerais vraiment arriver un matin avec un nouveau sac ! »

Le jeu de la séduction

Les émotions en tout genre se bousculent à l'adolescence. C'est la construction identitaire. À l'adolescence, on cherche à se plaire, et c'est dans le regard de l'autre que l'on trouve la réponse. La bande de copains permet de se rassurer. Les relations affectives vécues en harmonie apportent une vision positive de soi. On apprend les enjeux de l'amitié, de l'entraide. Alors, bien sûr, vient le temps des premières amours. Elles revêtent une importance initiatique forte, en premier lieu parce que le corps d'adulte offre la possibilité d'aller vers une relation amoureuse et sexuelle. Même si l'âge moyen du premier rapport sexuel a lieu vers 17 ans, les relations entre les filles et les garçons s'intensifient beaucoup plus tôt : le plaisir de séduire, les sentiments et les émois se bousculent. Ce premier amour est attendu, espéré et rêvé. Mais s'exposer, c'est aussi accepter le regard d'autrui et, parfois, les remarques sont difficiles à entendre et provoquent des blessures durables.

Romuald, 17 ans :

« Au collège, on se faisait passer des petits mots ou on demandait à une copine de poser la question à la fille avec laquelle on voulait sortir. Mais maintenant, au lycée, il faut se débrouiller. J'avoue que ce n'est pas facile. Je n'arrive pas à aborder une fille, j'ai peur qu'elle me dise non. »

Le complexe du homard !

Comme le homard en période de mue, l'adolescent qui grandit voit son corps changer, sa carapace s'en aller.

Comme le homard, l'adolescent se sent alors tout nu, vulnérable.

Comme le homard, l'adolescent va lui aussi, petit à petit, se forger une nouvelle carapace et quitter le monde de l'enfance pour rejoindre celui des adultes.

On doit cette jolie métaphore explicite à Françoise Dolto qui, avec son complexe du homard[1], a mis des mots sur les maux des adolescents. Il est alors facile de comprendre que l'adolescent est un adulte en devenir, que toute remarque blessante, toute attitude choquante, va avoir sur lui des répercussions. Sensible, à fleur de peau, il est susceptible de se sentir mis en difficulté, car peu sûr de lui. La confiance qu'il a en lui est chahutée. L'adolescent que nous avons tous été a donc dû reprendre ses marques, et son entourage a joué, à ses côtés, un rôle primordial.

---

1. DOLTO Françoise, DOLTO Catherine, PERCHEMINIER Colette, *Paroles pour adolescents ou le complexe du homard*, Gallimard Jeunesse, 2003.

Tous victimes de la norme ?

À moins d'avoir choisi de vivre retiré du monde, l'individu ne peut échapper à ses semblables. Ce postulat de départ implique deux choses : d'abord que l'homme est forcément soumis au regard des autres, ensuite et surtout qu'il est soumis à des règles, des normes qu'il doit respecter. Pris dans cette tenaille, c'est alors à chacun de mettre en œuvre la stratégie qui lui convient le mieux pour bien vivre en société. On peut se soumettre entièrement à la norme et se laisser dicter sa conduite par elle, la contourner, ou encore aller jusqu'à adopter une position plus extrême de rejet. Dans tous les cas, les réactions face au miroir sont révélatrices du choix que l'on fait et de l'estime que l'on peut avoir de soi.

Le miroir, déclencheur de complexes

Souffrir de se voir !

Chaque matin, c'est la même rengaine : un coup d'œil plus ou moins rapide dans le miroir, et c'est la déception. En tout cas, rarement l'entière satisfaction. « Tiens, je suis pas mal ce matin ! » est une phrase que l'on prononce finalement assez peu. Pourquoi cette insatisfaction ? Le miroir semble toujours renvoyer une autre image, un autre reflet que celui qu'on espère. Ce sentiment largement partagé peut s'avérer envahissant. On a beau mettre une jolie robe ou une nouvelle cravate, le doute demeure. L'apparence physique est remise en cause. Toutefois, il n'y a rien d'anormal à cela : il s'agit d'un des complexes les plus répandus. Douter de soi, ressentir comme un sentiment d'infériorité (ne pas être à la hauteur) est chose fréquente. Les personnes qui sont à l'aise avec leur corps, leur style, ou qui n'y accordent qu'une importance relative, ont la plupart du temps une bonne image d'elles-mêmes. Mais cette image de soi est subjective et fragile. Elle peut être remise en question au fil du temps et des événements qui interviendront dans une vie. Une déception ou une rencontre amoureuse ont par exemple leur rôle à jouer… comme si l'amour rendait beau !

Hélène, 41 ans :

« À l'adolescence, j'étais complexée, je me trouvais grosse et moche. En seconde, les garçons de ma classe m'appelaient parfois "Cheetah". Et puis j'ai rencontré mon mari, il m'a mise sur un piédestal. J'ai peu à peu eu confiance dans son jugement. Finis les matins où je ne supportais pas de me voir ! Avec les années on se rassure, on prend confiance. »

Homme, femme : pas de différence

Ne jamais se voir tel que l'on est vraiment, ne pas être rassuré par des paroles positives, toujours remettre en question des épaules trop étroites, un ventre pas assez musclé ou des cheveux un peu plats ou clairsemés, autant de sujets d'inquiétude pour les hommes. Pour eux aussi l'image et la beauté revêtent une grande importance. On peut estimer que ce phénomène est récent et lié à l'évolution de la société et des normes qu'elle nous impose. Pourtant, le soin apporté à la tenue vestimentaire ou à la taille d'une moustache ou de favoris ne date pas d'hier. Quoi qu'il en soit, le regard des autres n'est pas la cause réelle de ce complexe. Ce regard peut être pesant et le favoriser ou l'exacerber, mais il n'est pas à l'origine de cette focalisation sur un détail physique. Comme nous l'avons déjà dit, les complexes révèlent davantage, leur cause est plus profonde.

Focaliser sur les détails ingrats

Pourquoi notre regard, face au miroir, insiste-t-il plus particulièrement sur des hanches un peu larges, des genoux imparfaits, un ventre rebondi ou des fesses un peu fortes ? Pourquoi ne s'attarde-t-il pas plutôt sur cette chevelure brillante, cette dentition éclatante ou cette harmonie globale qui ne manque pas de charme ? Ce petit défaut est devenu obsédant, c'est lui et lui seul qui capte l'attention. Pire, on s'en trouve plusieurs, mais toujours les mêmes ! Dans cette situation, aucune phrase, aucun conseil ne peuvent soulager la personne complexée. Elle a la certitude d'être « pas assez » ou « trop ». Elle focalise sur ce détail gênant, qui ne l'est probablement que pour elle.

Retrouver dans la glace ses défauts de l'adolescence

Un frère qui nous appelait « bouffi », une mère qui parlait de notre embonpoint (« Avec lui les pantalons c'est un problème, la longueur ça va, mais en tour de taille, il lui faut toujours plus grand ! »), une grand-mère un peu maladroite (« Elle est comme moi, elle aura tendance à prendre du poids ! ») : autant de remarques de parents qui règlent, à travers leur progéniture, leur propre complexe, et voilà, le mal est fait. Car, comme le précise Christophe André, « si les parents eux-mêmes ont manifesté des complexes et des préoccupations pour leur apparence physique, leurs enfants ont des risques d'adopter des attitudes semblables »[1].

---

1. ANDRÉ Christophe, MUZO, *Petits complexes et grosses déprimes*, Seuil, 2004.

Si l'adolescent s'est entendu seriner ces réflexions dévalorisantes, le risque d'être convaincu qu'il est affligé de tel ou tel défaut est réel. Parfois, ce complexe ne se dissipe pas et perdure dans la vie du jeune adulte.

Ce corps qui le différencie des autres et l'empêche d'aller à leur rencontre est toujours source de souffrance. La moquerie est redoutée. Le complexe s'est ancré dans la personnalité et développé. Et dans le miroir, c'est ce corps que l'on « trimbale » depuis l'adolescence qui encombre.

Laurence, 32 ans :

« C'est bien simple, je ne vois que ça ! Quand je me regarde dans le miroir ou quand j'aperçois mon reflet dans la vitrine d'un magasin, mon regard se pose tout de suite sur mes fesses. Depuis l'adolescence, et surtout depuis les remarques désagréables de mon frère, je les trouve trop fortes. Quand je dis cela, on se moque de moi et l'on me dit que c'est bien d'avoir des formes. Mais c'est plus fort que moi, je focalise dessus. »

Hérite-t-on des complexes de sa mère ?

Être la fille de sa mère ne signifie pas seulement qu'en apparence, on lui ressemble plus ou moins : ce n'est pas de traits physiques dont il est question ici. Il s'agit plutôt du rapport qu'entretenait la mère avec son allure générale, sa féminité. Était-elle à l'aise avec son physique, avait-il beaucoup d'importance à ses yeux ? Même si une mère se trouvait trop forte ou pas très jolie, il n'est pas certain qu'elle aura transmis son complexe à sa fille. Ce qui est plus évident, c'est qu'elle l'aura marquée de sa vulnérabilité. Ensuite, en fonction de l'attitude qu'elle adoptera envers son enfant, selon qu'elle lui répétera qu'elle est trop grosse ou, au contraire, l'aidera à s'aimer pour ce qu'elle est et non ce qu'elle paraît, la mère jouera un rôle important – mais non déterminant – dans ce que deviendra sa fille plus tard. Heureusement, de nombreux adultes (amis, famille) gravitent autour de l'enfant, et pourront eux aussi lui servir de repère identificatoire.

Le diktat des standards

La société telle qu'elle est aujourd'hui place la barre très haut. Les filles sont grandes, minces, avec de beaux cheveux et une dentition parfaite. Dans les magazines, à la télévision, au cinéma, ces créatures de rêve sont partout. Oui, mais qu'en est-il dans notre quotidien ? Regardez autour de vous : elles ne sont pas légion ! Pour autant, c'est à elles que la plupart des femmes souhaitent ressembler. C'est avec leur photo qu'elles vont chez le coiffeur pour demander la même coupe, et pas avec celle de leur voisine de palier ! Les médias se sont approprié des fantasmes et du rêve et nous les imposent comme norme. Sur la couverture d'un magazine, une femme trop ridée n'a jamais fait vendre. En refusant de se voir en face, on cherche à fuir la réalité au profit de véritables icônes. Pour les hommes, en revanche, les canons de beauté ou de charme ne sont pas aussi standardisés. On peut trouver beaux Lino Ventura ou Bruce Willis, mais aussi Dustin Hoffmann ou Guillaume Canet : l'éventail de la norme est plus large !

La norme, une dictature omniprésente

L'homme, un individu social

Vivre en société, c'est être confronté en permanence au regard des autres. Il est impossible de s'en affranchir. La vie n'est faite que d'échanges, de rencontres. Soit on considère que ces moments n'ont pas d'influence sur notre façon d'être et, dans ce cas, on agit en fonction de ce qui nous convient. Mais on peut aussi penser que l'on évolue dans la société en s'adaptant, c'est-à-dire en se pliant aux normes. Selon la vision que l'on a des contraintes sociales, on va soit les adapter à nos intérêts propres (« La mode de cette année me va à merveille »), soit chercher à les rejeter, car elles ne correspondent pas à nos attentes (« Je suis trop grosse, le jean taille basse, ce n'est pas pour moi ! »). Quelle que soit la position adoptée, la norme – et à travers elle le regard des autres – a joué son rôle. Et même si nous sommes convaincus que la volonté seule intervient dans certains de nos choix, il suffit parfois de se poser quelques questions pour faire vaciller cette belle assurance : n'avons-nous pas inconsciemment choisi cette couleur de vêtement parce que c'est celle qu'on voit partout cet hiver ?

La mode, un code

La mode est un code social. Fortement présente dans nos sociétés occidentales, elle offre une occasion de montrer à tous à quel groupe on appartient. La tenue vestimentaire permet à chacun d'adhérer et de se fondre à un groupe. Elle peut même révéler la position de l'individu par rapport à celui-ci. Le comportement des adolescents illustre parfaitement comment l'appartenance à un groupe dépend des vêtements que l'on porte. Aujourd'hui, toutes les franges de la population sont soumises à ces codes. Ainsi, chaque milieu professionnel impose ses règles : une secrétaire en jogging risque fort de ne pas trouver de poste, et un banquier obtiendra plus facilement la confiance de ses nouveaux clients s'il les reçoit en costume plutôt qu'en jean ! Dans un tel contexte, il devient tentant de prêter au vêtement des propriétés qui dépassent sa fonction initiale : celle d'habiller. C'est d'ailleurs devenu un véritable business. On voit se multiplier les conseillers en image ou les coachs en relooking qui proposent leurs services à ceux, de plus en plus nombreux, qui souhaitent changer d'allure générale, de coupe de cheveux, voire d'attitude pour intégrer un milieu professionnel.

Sandrine, 25 ans :

« J'ai du mal à quitter mon look "étudiante". J'ai donc pris rendez vous avec un coach en image. On a travaillé sur mon allure vestimentaire : elle m'a montré des photos de vêtements de styles différents et m'a guidée pour trouver ce qui m'allait le mieux. Les couleurs, les coupes, tout est abordé. Maintenant je sais quel est mon genre, je suis plus féminine qu'avant ; c'est important dans mon métier de représentante. »

L'importance du paraître

Être en conformité avec les codes de son milieu social ou de celui auquel on aspire devient une priorité pour s'intégrer. Voilà pourquoi il devient difficile de s'assumer tel que l'on est. On tente alors de tout mettre en œuvre pour ressembler à une image, supposée être la bonne, sans chercher à savoir si c'est celle qui correspond le mieux à ce que l'on est vraiment. Le paraître devient un élément essentiel dans notre vie, même s'il génère des frustrations : « Je suis obligée de mettre des talons », « Ma profession me contraint à porter une cravate et un costume » ; des souffrances : « Je ne ressemble pas au genre de fille qui fait rêver les hommes » ; des angoisses sur l'avenir : « J'envisage de faire disparaître mes premières rides », « Je ne serai jamais assez mince ». Cette société qui exige qu'on soit jeune, beau et en forme pour réussir fixe des objectifs difficilement atteignables pour la majorité.

Le choc des images

Que ce soit à la télévision, dans les magazines ou sur Internet, un ensemble de représentations féminines et masculines s'impose. Ces images envahissent les foyers avec force et jouent sur la répétition. Elles prescrivent et uniformisent un modèle de référence. L'exemple de la « famille Ricoré » permet de mesurer l'impact de nos conditionnements. Cette famille réunie en plein air pour un petit déjeuner champêtre affiche bonheur, joie de vivre, santé et sérénité. La mise en scène proposée offre à croire qu'il suffit de deux enfants et d'un jardin pour être heureux. Dans d'autres publicités, c'est l'image physique qui est mise en avant : le fait d'être grande et élancée, brune ou blonde, devient un gage de réussite.

Toutefois, rien n'empêche, la plupart du temps, de relativiser. Ces images sont alors prises pour ce qu'elles sont, c'est-à-dire des modèles qui indiquent une certaine façon de faire, de simples codes dont on cherchera à s'inspirer.

La « violence » des images est ailleurs. Elle réside bien souvent dans une photo de vacances, dans le film d'une soirée entre amis où, soudain, on s'aperçoit que l'image renvoyée n'est pas celle qu'on attendait. Le dos y est plus voûté, les marques de l'âge s'affichent autour des yeux, la prise de poids est manifeste... C'est une variante à l'expérience du miroir : nous avons de nous-même une image qui correspond rarement à celle que nous révèle une photo prise sur le vif. Et bien souvent, c'est ce décalage qui provoque une souffrance, qui contient à la fois la crainte d'être rejeté, la peur de vieillir et, sans se l'avouer souvent, celle de la mort.

Annie, 52 ans :

« Je déteste me voir en photo. À chaque fois, j'ai un choc ! Je suppose que je m'imagine mieux que je ne le suis. Ou alors, c'est que je ne suis pas du tout photogénique. Autant que possible désormais, j'évite donc d'être prise en photo. »

Seul contre tous, l'absence d'estime de soi

Une mauvaise image de soi

Le fait d'être facilement influençable ou de changer souvent d'avis reviendrait-il à ne pas se faire confiance ? Ce qui est certain, c'est que les complexes s'enracinent avec d'autant plus de facilité que, soi-même, on ne se sent pas à la hauteur. Avoir une mauvaise estime de soi, c'est établir, en fonction de critères qui nous sont propres, une échelle de valeurs sur laquelle on se juge inférieur au minimum requis pour être aimé de tous. Et peu importe où chacun place son curseur : tous les prétextes sont bons pour que les personnes complexées s'imaginent être en dehors de la norme. Elles sont convaincues d'avoir de vilaines mains, de tout petits yeux, des cuisses trop fortes… Combien de femmes complexées par leur physique ou, plus exactement, par leurs formes, achètent des vêtements qu'elles ne porteront jamais, voire choisissent volontairement un vêtement d'une taille inférieure à la leur ? C'est une manière de se fabriquer, pour un instant, une bonne image d'elles-mêmes. Cette opinion sur leur physique n'est que le fait d'une représentation personnelle par rapport à « la norme ». Nous aborderons dans la deuxième partie les complexes qui relèvent d'une réalité plus lourde à assumer : ici, il ne s'agit que du fonctionnement psychologique de la personne complexée, certaine de ne pas être « comme il faut ».

Trop dur avec soi

Se mettre en maillot de bain, porter un dos-nu, sortir en robe… Il est certaines personnes pour qui tout devient difficile, voire impossible : le complexe a fait son œuvre ; il a anéanti la confiance que l'on pouvait avoir en soi. Tout est compliqué, la dureté et la sévérité envers soi s'imposent, et les remarques encourageantes des autres n'y changent rien. De toute façon, dans cette situation, il est impossible de les entendre, tant le doute est permanent. Le regard des autres est pesant, même celui des proches. Il s'agit là d'une véritable souffrance qui s'exprime plus ou moins discrètement. Certains trouveront même des parades pour la camoufler et y échapper.

Le doute, ainsi installé, peut également faire tache d'huile et se répandre plus largement, jusqu'à mettre en question l'estime globale que l'on a de soi. On finit par se mettre à l'écart, en retrait. Cette attitude d'isolement, cette mise à distance pourront à leur tour être tenues pour responsables des échecs à venir… alors que c'est de cette attitude même que découle l'échec !

Agathe, 38 ans :

« Chaque week-end, quand je retrouve les épouses des collègues de mon mari au club de sport, je sais qu'elles vont juger mon apparence. J'en suis arrivée à redouter cet instant. Je rentre le soir en me disant que je suis moche et pas assez bien habillée, je me reproche de ne pas prendre assez soin de moi. C'est fatigant. Je crois que je n'accompagnerai plus mon mari. »

Se soumettre au complexe

Comment vivre avec son complexe ? Parfois en choisissant de s'y soumettre : pour dissimuler un défaut, on organise un changement de comportement, comme ne jamais porter de décolleté si on n'aime pas sa poitrine. Cette soumission peut entraîner une frustration et, dans des cas extrêmes, conduire à des dépressions. La caractéristique physique sur laquelle s'est placé le complexe devient obsessionnelle pour l'individu qui en souffre. Aucun conseil, aucune logique rationnelle ne parviennent à « démonter le complexe » : « Je ne peux pas porter ce genre de vêtements, j'ai trop de ventre ! » Les opinions et les encouragements de l'entourage, là encore, ne seront d'aucun secours. Ils n'auront d'effet qu'associés à un processus d'amélioration de l'image personnelle, soit à une démarche beaucoup plus longue.

Claire, 43 ans :

« Je ne me mets jamais en maillot de bain ; de toute façon, nous partons rarement en vacances au bord de la mer. Et même quand c'est le cas, je reste habillée. Je n'envisage pas d'acheter de maillot. Je n'en ai pas envie, et cela ne me gêne pas de vivre sans me baigner. »

Compenser son complexe

Pour vivre avec leurs complexes, certains vont chercher à les compenser, c'est-à-dire à développer des compétences destinées à les faire oublier. Les personnes qui jugent leur physique disgracieux feront en sorte de mettre en avant d'autres aspects de leur personnalité. L'assurance affichée par certains individus est souvent une façon de masquer un complexe, sujet sur lequel, d'ailleurs, ils ne souhaitent généralement pas s'exprimer, se contentant d'approuver le fait que « des complexes, on en a tous ». L'humour opère de façon magique dans ce domaine. Beaucoup de garçons complexés se cachent volontiers derrière une abondance de blagues pour aborder et séduire les filles. Ce sont souvent ceux dont on dit : « Il n'est pas beau, mais il est drôle ! »

Alice, 35 ans :

« J'ai toujours été la plus petite de ma classe, ce qui ne m'a pas empêchée chaque année d'être la chef de bande. C'était ma façon à moi de faire en sorte qu'on me remarque, et d'éviter qu'on se moque de moi ! »

Déplacer son complexe

Il arrive qu'on affiche un complexe autre que celui qui dérange vraiment. C'est le cas, par exemple, d'une personne qui clamerait qu'elle a ses genoux en horreur quand, en réalité, ce sont ses mollets qu'elle déteste. Suivant le même processus de déplacement, d'autres mettent en avant un défaut physique alors que leur souffrance se situe sur un autre plan (timidité maladive, bégaiement…). Difficile parfois d'y voir clair sur le complexe en question, noyé sous un flot de données plus ou moins contradictoires.

Une maladie : la dysmorphophobie

Les petits défauts sont devenus des monstruosités, et l'importance donnée à ces imperfections sans gravité est telle que tout le comportement de la personne s'en trouve modifié. Certains vont par exemple refuser de se faire photographier du côté droit tant elles sont persuadées de la laideur de ce profil, pour ne montrer que le gauche, le « bon ». Quand ce genre d'attitude tourne à l'obsession, il s'agit d'un trouble important, une psychopathologie à prendre en considération. Comme l'explique très bien le psychiatre Christophe André, « la dysmorphophobie est littéralement la crainte (*phobos*) d'avoir un physique (*morphos*) "de travers" (*dys-*). Il s'agit d'une maladie psychologique sévère fondée sur la conviction d'un défaut physique, qui va entraîner de grosses perturbations dans la vie quotidienne »[1]. Les dysmorphophobiques passent leur temps à scruter leur image ou, au contraire, fuient les miroirs. Ils vont consacrer leur énergie à essayer de corriger ou camoufler leur défaut. Ils vivent dans l'angoisse, persuadés qu'on les regarde parce qu'on s'est aperçu de leur problème, ou que des gens dans la rue éclatent de rire parce qu'ils ont repéré leur défaut.

Enfin, il existe le complexe assumé, qui consiste à s'accepter, ou à apprendre à bien vivre avec son image, à être aimé pour soi. Avant d'en arriver là, le parcours est parfois difficile, mais pas impossible, comme vous pourrez le constater en détail à la fin de ce chapitre.

Yvette, 62 ans :

« Je dis souvent que je suis un peu forte, mais que j'assume. Ça m'amuse de passer pour une bonne vivante. J'essaie de faire attention, mais je craque fréquemment pour un carré de chocolat. C'est ma façon à moi d'aller bien. Peu de personnes savent que je suis aussi forte que l'était ma mère, et que je souffre de cette ressemblance. »

1. *Ibid.*

La quête d'un idéal impossible

Des vêtements pour se cacher

Pour ressembler le plus possible aux standards imposés par la société et atteindre la perfection qu'elle nous fait miroiter, la tentation est grande d'essayer de camoufler certains défauts. Cette façon d'agir revient à se soumettre à son complexe. Différentes tactiques sont adoptées comme, par exemple, porter du noir ou des vêtements très amples quand on juge son corps trop gros. On pense alors que notre apparence conditionne notre relation aux autres. Par manque de courage ou par peur des échecs répétés, par exemple après plusieurs régimes infructueux, on se contente de quelques adaptations vestimentaires pour renvoyer aux autres une image jugée « passable ». S'interdire certains comportements ou plaisirs génère, certes, un sentiment de frustration, mais la crainte d'être exclu, rejeté d'un groupe, est plus forte encore. Pourtant, l'image renvoyée dans le cadre de ces « petits arrangements avec les complexes » est souvent loin du résultat escompté.

Régimes à gogo

66,2 % des femmes aimeraient perdre du poids. Plus surprenant encore, 61,5 % des femmes affichent un poids normal en fonction de leur IMC[1] ; et pourtant, plus de deux tiers d'entre elles affirment vouloir maigrir : 43 % voudraient perdre entre 1 et 5 kg, 20,7 % entre 5 et 12 kg ; les autres souhaitent même perdre plus de 12 kg ![2]

Faire un régime, voilà donc la grande solution pour être bien dans son corps ! D'ailleurs, selon la même enquête, 55 % des femmes interrogées

---

1. IMC : Indice de masse corporel, obtenu en divisant le poids par le carré de la taille.
2. Sondage réalisé par l'Observatoire Cidil de l'harmonie alimentaire, avec l'institut de sondage CSA (novembre 2003).

avaient déjà suivi un régime. Même si l'on n'est pas adepte de ce procédé, la presse féminine se charge de nous rappeler à l'ordre régulièrement. D'abord, tout de suite après les fêtes : eh oui, vous vous êtes fait plaisir avec du chocolat… Il va falloir maigrir ! Dès le mois de janvier, les magazines féminins affichent les premiers régimes en couverture. Au printemps, c'est reparti : la méthode infaillible pour perdre les trois kilos qui feront la différence cet été sur la plage s'étale à la une de toute la presse, et les ventes de produits dits amincissants s'accélèrent. Il existe des milliers de régimes, des méthodes toutes plus éprouvées les unes que les autres. Finalement, les accros du régime essayent tout. Les substituts de repas sont une véritable manne financière, l'industrie du régime se porte à merveille ! Quant à la délivrance tant attendue, elle n'est pas toujours au rendez-vous : quand les kilos perdus reviennent, c'est bien souvent difficile à vivre ; mais quand les kilos sont partis, c'est alors à un corps flétri et vieillissant que l'on risque de s'attaquer.

Et pourtant, nous avons tous grossi !

Une campagne nationale de mensuration menée par l'Institut français du textile et de l'habillement (IFTH) entre 2003 et 2004 a permis de constater qu'hommes et femmes sont tous un peu plus grands et plus forts qu'il y a quelques années. Il était en effet devenu nécessaire de mettre des chiffres sur ce qu'il était facile de constater. Les générations se suivent et ne se ressemblent pas, et depuis la dernière enquête datant de 1970, la silhouette des Français a beaucoup évolué. Est-elle disgracieuse pour autant ? Loin de là : aujourd'hui, la Française de taille moyenne mesure 162,5 cm et pèse 62,4 kg. Elle fait 93,7 cm de tour de poitrine, 79,9 cm de tour de taille, et 93 cm de tour de hanches. Du côté des hommes, et toujours selon la même enquête, on trouve une taille moyenne de 175,6 cm, un poids de 77,4 kg, un tour de poitrine de 102,2 cm, un tour de taille de 89,4 cm, et un tour de hanches de 93,1 cm. Cette campagne a été réalisée dans toute la France, auprès de 11 562 personnes de 5 à 70 ans. Elle démontre que les Françaises qui, en 1970, mesuraient un peu plus de 1,60 m pour 60,6 kg en moyenne, ont grandi de 2,1 cm par rapport à la précédente étude et pris 1,8 kg de plus. Et ce sont finalement les hommes qui ont le plus grossi : alors qu'en 1970 ils mesuraient en moyenne 1,70 m et pesaient 72 kg, aujourd'hui, ils ont pris 5,1 cm et 5,4 kg. Pour autant, la proportion entre taille et poids demeure harmonieuse. Car, si nous avons tous grossi, il convient de noter que nous avons tous également un peu grandi !

Chirurgie esthétique à répétition

Les actes les plus demandés sont les plasties mammaires, les rhinoplasties et les greffes de cheveux. Bien sûr, il ne s'agit pas, dans le cas de ces opérations, de réparer une malformation ou de répondre à une pathologie, mais bel et bien d'apporter du bien-être et donc, souvent, de soulager un complexe : une caractéristique physique jugée disgracieuse peut empêcher quelqu'un de vivre. La souffrance est alors réelle. Néanmoins, comment être sûr que cette souffrance est uniquement liée à l'apparence physique ? Parfois, elle cache des troubles d'un autre ordre. C'est en cela que la chirurgie esthétique n'est pas toujours l'unique solution. Outre les imperfections physiques avérées ou non, l'âge entre également en compte dans le recours à la chirurgie esthétique : on sollicite le scalpel du praticien pour effacer les premières rides, remonter les paupières tombantes ou remodeler un visage affaissé... Se voir vieillir dans le regard des autres ne s'accepte pas si facilement. Il semble légitime de chercher à mieux vivre cette période de transition vers la vieillesse. La chirurgie esthétique a toutefois mis du temps à acquérir ses lettres de noblesse. Avant d'en arriver à considérer ce type d'intervention comme relativement courant, la société a tout d'abord rejeté en bloc cette pratique.

Il faut attendre la fin du XVIIIe siècle pour que l'on cesse d'imputer au divin la faute de toutes les disgrâces et malformations constatées chez les hommes. Sous l'influence des philosophes, les idées évoluent. Modifier le corps n'est plus considéré comme une opposition à la volonté divine, et il est enfin envisagé de corriger les imperfections dont souffre l'être humain. Beaucoup plus tard, la Première Guerre mondiale conduira les chirurgiens à pratiquer des interventions de chirurgie plastique et réparatrice sur ceux qu'on nomma alors les « gueules cassées ». Certaines des opérations tentées et réussies à cette occasion sont encore pratiquées aujourd'hui : elles ont ouvert une voie largement empruntée de nos jours. Selon le docteur Sydney Ohana, il y a cependant toujours eu « une réticence à associer au terme de chirurgie celui d'esthétique, qui dérive pourtant étymologiquement du mot grec *aisthêtikos*, renvoyant à la faculté de sentir, de ressentir et à la notion de sensation »[1]. La chirurgie esthétique peut donc prendre en compte non seulement le corps, mais aussi l'esprit.

Le cas particulier de l'anorexie

L'anorexie est un cas particulier. Le fait de restreindre son alimentation jusqu'à devenir d'une maigreur extrême sans être conscient du caractère maladif de ce comportement a toujours existé. On trouvait déjà au Moyen Âge des cas d'anorexie, la raison alléguée de la restriction n'étant pas, alors, de se conformer à un canon de beauté, mais de se soumettre avec ardeur à un ascétisme religieux. Ce fut, entre autres, le cas de sainte Catherine de Sienne ; le témoignage écrit de son confesseur fournit une source pour comprendre les motivations religieuses de son anorexie[2]. Aujourd'hui, chercher de façon pathologique à maigrir s'inscrit dans un autre contexte. Les intentions alléguées actuellement sont fréquemment

---

1. Sydney OHANA est président d'honneur de la Société française de chirurgie esthétique, et auteur de *Histoire de la chirurgie esthétique de l'Antiquité à nos jours*, Flammarion, 2006.
2. RAIMBAULT Ginette, ELIACHEFF Caroline, *Les indomptables : Figures de l'anorexie*, Odile Jacob, 1989.

de ressembler aux modèles de minceur véhiculés par les médias. Le facteur culturel a donc changé, médecins et patients partagent la même culture et les mêmes codes, et ils peuvent donc communiquer sur une compréhension commune de l'anorexie. On parle de « négociation de la maladie ».

L'influence des médias sur le culte de la minceur

Les réponses du docteur Véronique Gaillac, responsable de l'hôpital de jour Trouble du comportement alimentaire à la CMME clinique des maladies mentales et de l'encéphale (Centre hospitalier Sainte-Anne, Paris).

Que signifie avoir un poids normal ?

On ne peut pas savoir quel est le poids « normal » d'un individu. Ce que l'on sait de façon certaine, c'est que pour ne pas courir de risque sur le plan médical, le poids idéal d'un individu doit être tel que son IMC (indice de masse corporelle) soit situé entre 19 et 24. Les morphologies sont très différentes : deux femmes mesurant par exemple 1,68 m pourront peser soit 56,5 kg (IMC 20) soit 67,7 kg (IMC 24) tout en étant également minces sur le plan esthétique et en bonne santé sur le plan médical.

Quelle est l'influence des médias sur le culte de la minceur ?

Dans les pays occidentalisés, il existe une surabondance de nourriture. La minceur, le contrôle de son alimentation et de son corps sont des valeurs positives pour les femmes, également associées à une idée de richesse. Et c'est dans les franges de population les plus pauvres que l'on retrouve le plus d'obèses.

Et sur le développement de l'anorexie ?

Ne devient pas anorexique qui veut ! Lorsque l'on débute un régime trop restrictif et que l'on maigrit trop rapidement, l'organisme sécrète des endorphines, morphines naturelles qui entraînent un état de bien-être. Chez la plupart des sujets, il existe un échappement et, au bout de quelques semaines, cet état de bien-être disparaît malgré la poursuite de la restriction alimentaire. Après avoir été privé de façon drastique, l'organisme réclame son dû et même plus en prévision de pénuries à venir : c'est l'effet yo-yo.

Chez le sujet prédisposé génétiquement à l'anorexie, la restriction alimentaire volontaire dans le cadre d'un régime, ou involontaire comme conséquence d'un mal-être, va entraîner une sécrétion d'endorphines ; mais cette fois, il n'y a pas d'échappement. Pour se sentir bien ou moins mal, le sujet doit continuer à se restreindre toujours plus, c'est la raison pour laquelle de nombreux médecins considèrent l'anorexie comme « une addiction sans drogue ». La prévalence de l'anorexie semble stable dans tous les pays où l'on peut recueillir des données statistiquement fiables. Heureusement, de nombreuses personnes renoncent à cette recherche désespérée d'une minceur idéale.

Parlez-nous de la boulimie…

Des personnes qui ne peuvent pas ou ne peuvent plus devenir anorexiques vont chercher d'autres stratégies de contrôle de poids. Les principales sont les vomissements provoqués, l'hyperactivité physique et la prise de laxatifs. Lorsque l'on commence à se faire vomir, il est alors possible d'ingérer d'énormes quantités de nourriture avec beaucoup de plaisir sans prendre de poids voire en en perdant. Il s'agit là d'un comportement acquis, et on a montré que l'influence d'une pression médiatique sur la minceur augmentait la fréquence de ces comportements chez des sujets particulièrement exposés (danseuses, jockeys…).

Quels sont les risques de ces troubles du comportement alimentaire ?

L'anorexie s'accompagne d'une disparition des règles et donc d'un état similaire à la ménopause. Or, c'est une maladie qui survient à un âge où le capital osseux est en plein développement. De plus, ces jeunes femmes vont éviter de consommer des produits laitiers qui apportent du calcium, et des graisses qui permettent l'absorption de la vitamine D. Le risque fracturaire est donc souvent majeur dès l'âge de 25 ans (fractures de fatigue, tassements vertébraux multiples…).

Les carences alimentaires vont avoir des conséquences sur les cheveux, la peau (vieillissement prématuré), les dents (il n'est pas rare de voir des femmes de 30 ans, ayant débuté leur anorexie à 16 ans, complètement édentées). Enfin, si l'amaigrissement se fait d'abord aux dépens de la masse graisseuse (dont la masse cérébrale), bientôt tous les muscles vont fondre, y compris le muscle cardiaque ; l'immunité va baisser, et le taux de mortalité est très élevé.

En ce qui concerne la boulimie, les risques sont semblables si l'amaigrissement est très important. Mais même si ce comportement permet de maintenir un poids normal ou au-dessous de la normale, le risque majeur est celui d'un décès brutal par arrêt cardiaque, conséquence d'un manque de potassium (perdu lors des vomissements ou de l'abus de laxatifs). Les dents s'abîment également très rapidement du fait de contacts fréquents avec le liquide des vomissements qui est acide.

Enfin, ces deux troubles du comportement alimentaire sont très invalidants sur le plan social : anorexiques et boulimiques refusent des soirées, des dîners par peur d'être obligées de manger ou de ne pas pouvoir vomir ; l'alimentation devient leur préoccupation essentielle au détriment de leur vie amicale, amoureuse et professionnelle.

Comment trouver de l'aide ?

Il est faux de croire que la réflexion sur les causes dites « profondes » de la maladie doit précéder la modification du trouble alimentaire vers une normalisation. En dehors des cas d'« urgence médicale extrême » qui peuvent imposer une hospitalisation sous contrainte dans un service de médecine, il est d'abord utile de réfléchir avec un professionnel sur les avantages et désavantages du trouble, et aux conséquences d'une « guérison », ce qui permet d'augmenter sa motivation au changement. L'approche thérapeutique, une fois le changement décidé, est le plus souvent multiple : groupes d'entraide, diététiciennes spécialisées qui vont permettre prudemment d'augmenter la ration calorique et de réintroduire des aliments évités, thérapies analytiques, comportementales ou à médiation artistique ou corporelle, réapprentissage de la cuisine pour soi-même, repas en société…

Le souci de plaire

Un besoin humain

Le souci que nous avons tous de plaire est une caractéristique bien humaine, et dont l'évidence ne se discute plus. La satisfaction de ce besoin passe avant tout, en société, par l'image que l'on donne de soi. Il est donc normal de s'interroger sur celle-ci et sur la manière dont les autres la perçoivent : comment suis-je ? M'aime-t-on ainsi ? Que pense-t-on de moi ? Toutes ces questions sont au cœur des complexes qui nous enquiquinent : le moindre petit défaut, nous l'avons vu, a vite fait de devenir le grain de sable qui se prendra dans les rouages de notre belle assurance. Tout est bon, alors, pour faire en sorte que notre apparence physique, dans la vie privée comme en milieu professionnel, attire les regards et les réflexions bienveillantes, et rétablisse ainsi notre confiance en nous.

La beauté en question

Plus de 50 % des femmes déclarent avoir du dégoût pour leur corps. C'est ce que révèle une étude interne de la société Dove réalisée en 2000. Une autre enquête, réalisée en 2004 par la même société dans dix pays auprès de 3 000 interviewées, souligne le fait que seulement 2 % des femmes interrogées s'estiment « belles ». Environ trois quarts d'entre elles jugent leur beauté « moyenne », et près de la moitié pensent que leur poids est « trop élevé ». Le regard porté sur soi est donc bien souvent cruel, intransigeant. La beauté semble ici définie selon des stéréotypes étroits et figés : il faudrait correspondre aux canons que la société dans laquelle on évolue a elle-même définis. La personne en tant que telle est mise de côté au profit de son apparence, de l'image qu'elle renvoie. Pourtant, il n'existe pas de critères formels de la beauté. Ainsi, les Occidentaux ont une vision très spécifique de l'harmonie du corps de la femme, et différente de celle des non-Occidentaux. En Mauritanie, par exemple, les femmes doivent être opulentes. Pour cette raison, la pratique du gavage est encore en usage dans ce pays. Elle consiste à faire boire du lait en très grande quantité aux jeunes filles pour qu'elles prennent du poids. Cette coutume est aujourd'hui dénoncée, car, outre son caractère « barbare », les risques de santé liés à l'obésité sont aujourd'hui révélés par les médecins. Notons également que les critères de beauté asiatiques sont à l'opposé des canons occidentaux : en Asie, pour être belle, il faut avoir le teint blanc. Les grandes marques de cosmétiques proposent sur le marché asiatique des crèmes blanchissantes alors qu'en Occident, on se précipite plutôt sur les crèmes autobronzantes ! En Europe du Nord, la femme se doit d'être mince et d'apparaître jeune et avec une bonne mine pour satisfaire aux critères en vogue. Il s'agit là d'une nécessité, soulignée et relayée par les médias, pour « réussir sa vie ».

Séduire à tout prix

La moindre période de doute permet au complexe de s'immiscer. Pour beaucoup de femmes, oser être enfin soi est une démarche faite tardivement. Le rôle qu'on leur assigne dans la société, les responsabilités familiales et professionnelles dont elles ont la charge les amènent fréquemment à se laisser dépasser par le quotidien. Dès lors, le besoin de séduction passe au second plan : on prend un peu de poids, on se laisse aller, on devient moins enthousiaste, et sans doute pas très drôle. Dans ce contexte, le départ d'un mari ou d'un compagnon agit souvent comme un électrochoc. On se regarde enfin ! Et le miroir nous renvoie alors une image qui n'est plus celle que l'on imaginait.

Anna, 55 ans :

« Je me suis lancée dans la chirurgie esthétique pour tenter de reconquérir mon mari. Quand il est parti pour une femme plus jeune, j'ai pris une grande claque.

> Je me suis dit "Il ne faut pas te laisser aller, essaye !" Il n'est pas revenu, mais je suis heureuse d'avoir fait tout ça. Je me sens plus jeune et, pour une fois, je me suis occupée de moi ! »

En voulant reconquérir son mari, c'est finalement elle-même qu'Anna a réussi à séduire. Pour elle, le mal était peu profond. Pour d'autres, la chirurgie esthétique sera une démarche qui, dans certains cas, peut s'avérer peu satisfaisante ou même décevante. Gare, ensuite, au drame psychologique qui peut se jouer ! Le chirurgien s'expose à être accusé de tous les maux, et de nouvelles opérations plus ou moins hasardeuses seront tentées ailleurs. D'autres personnes tâcheront de retrouver leur pouvoir de séduction en suivant des régimes à outrance, au risque d'y laisser leur santé. Lorsque le doute est là et le complexe installé, tout est entrepris pour correspondre de nouveau à cet idéal de minceur et de jeunesse qu'on nous fait miroiter comme des gages d'amour éternel.

L'importance de l'apparence

En amour comme au travail, notre apparence conditionne notre relation aux autres.

C'est le constat troublant, et pourtant pressenti par beaucoup, qu'établit Jean-François Amadieu, sociologue[1]. Après avoir recensé trente ans d'études américaines et européennes sur le sujet, il pousse son analyse jusqu'à démontrer que la beauté est un moyen de discrimination sociale. Être blanc, être beau, être mince sont des critères de réussite que les élites imposent aux classes les plus basses. Voilà un constat effarant, mais sans nul doute très juste. Heureusement, nous ne sommes pas uniquement réduits à cela. À compétences égales, deux étudiantes, par exemple, dont l'une est « belle » et l'autre moins, peuvent pareillement obtenir leur

____

1. AMADIEU Jean-François, *Le poids des apparences*, Odile Jacob, 2002.

diplôme. En cas de mauvaises notes, toutefois, la plus jolie a des chances d'être légèrement mieux notée. Certains professeurs avouent facilement, en effet, qu'ils se laissent influencer par un élève « mignon » : ils sont séduits par lui. Cette attitude suscite alors chez cet élève un afflux de confiance qui l'accompagnera toute sa vie. De même, au moment de l'embauche au sein d'une entreprise, l'apparence est encore primordiale. Les recruteurs ne peuvent l'exprimer ouvertement, mais l'accès au premier entretien est favorisé par une apparence flatteuse. Enfin, l'inté-gration au sein même de l'entreprise est facilitée par un physique avan-tageux. Pour le sociologue, l'apparence a même son rôle à jouer dans un bon déroulement de carrière. Comme si les personnes séduisantes étaient aussi les plus intelligentes…

Mais comment arriver à séduire autrui si on ne parvient pas à se séduire soi-même ? La confiance en soi se bâtit avec notre histoire, et il suffit de se sentir digne d'être aimé pour attirer cet amour. En effet, dès que l'on se sent regardé, écouté, valorisé, une énergie libératrice se dégage qui nous fait pousser des ailes ! La confiance en soi qui en découle est apai-sante, pour soi et envers les autres ; par ailleurs, elle permet de lâcher un peu prise, de se donner à connaître sous toutes ses facettes et d'être davan-tage aimé pour ce que l'on est vraiment. Bien sûr, ce cercle vertueux est parfois long à mettre en place.

Le regard : un révélateur

3

« Toute chose ici-bas se règle par l'action, non par le chagrin. »

Lao She

Être complexé, c'est refuser une partie de soi-même. On peut accepter de se trouver « imparfait », « moins bien » ou « pas assez bien ». Tout dépend de la façon dont on va vivre ce sentiment d'imperfection. Si le complexe occupe toute la place, toutes les pensées, c'est qu'il est révélateur d'une souffrance plus profonde. Accepter de comprendre son complexe est alors une première étape pour mieux le vivre. Cette démarche de questionnement permet également de se découvrir, d'en apprendre plus sur soi. Ensuite, il faut se lancer, et s'écouter !

Défaut ou complexe ?

De simples défauts

On ne vit pas forcément mal de ne pas aimer ses mains, ou de ne pas avoir des dents droites et blanches. Tous les complexes ne se valent pas. Certains vont et viennent, d'autres empoisonnent la vie à plein-temps. Accepter ses petits défauts, voilà une démarche sage ! Les gens qui disent ne pas avoir de complexes prétendent rarement ne pas avoir de défauts. En revanche, il y a fort à parier que ces défauts ne les gênent pas de façon récurrente. Le complexe, lui, s'impose comme un empêcheur de vivre. Le problème n'est donc pas le défaut lui-même, mais le fait d'y penser en permanence.

Une première étape consiste à se regarder vraiment dans le miroir en essayant de voir le côté positif des choses. Tout cela semble relever du simple bon sens, mais ces défauts empoisonnent parfois tellement la vie qu'ils prennent le pas sur des qualités bien présentes, mais complètement occultées.

Poser sur soi un autre regard

> Prenez une feuille de papier et notez vos points forts, vos qualités. Demandez même à votre entourage proche d'en ajouter. Laissez-vous aller à tout noter, aussi généreusement que possible : la surprise risque d'être très positive !

La conscience de son identité

Prendre conscience de soi, admettre qu'il est impossible de ressembler à telle ou telle icône, se convaincre que, finalement, on est très bien comme on est, tout cela peut se révéler apaisant. Dans le même ordre d'idée, accepter d'être ordinaire et imparfait est une étape. Pour y parvenir, il faut aussi porter un regard lucide sur les autres. Combien de femmes sont si parfaites ? Combien d'hommes si musclés ? Le fait de ne pas être aussi grande que j'en rêvais a-t-il été un frein à ma réussite ? Ne suis-je pas finalement regardée et aimée ? Bref, faire le point permet également de ne plus faire porter à ses complexes le poids de ses échecs éventuels. Ce n'est pas parce que l'on n'est pas un canon de beauté qu'on a échoué à un entretien d'embauche : mieux vaut s'attarder sur le fait que le poste n'était peut-être pas en adéquation avec nos compétences, ou que notre expérience professionnelle n'était pas suffisante. Notre culotte de cheval n'y est, quant à elle, pour rien !

Le passage des périodes charnières

Les complexes peuvent survenir et disparaître. En effet, ils se manifestent souvent pendant des phases de transition. L'adolescence, la quarantaine, ou cette entrée dans le troisième âge qui se caractérise par des diminutions physiques agissent comme des passages charnières. Les moments de doute apparaissent lors de périodes de moindre résistance : deuil, licenciement, divorce… Il semble donc intéressant de relativiser leur portée au moment où ces événements surviennent. Comment se sentir bien dans son corps quand on essuie un échec professionnel ? Des questions en tout genre viennent alors tout naturellement se poser. Les épreuves de la vie sont propices aux complexes. Mais peu à peu, ces complexes s'estompent. Faire la part des choses entre les situations critiques auxquelles on est confronté et les complexes qui se sont enracinés au fil du temps permet d'y voir plus clair.

Anne, 60 ans :

« Le départ de mes enfants a été difficile à vivre. D'abord, la maison était vide. J'ai vraiment eu le sentiment de vieillir. Je vivais seule à ce moment-là, et j'ai vite pris conscience que la situation ne pouvait pas durer. J'avais sans cesse l'impression que tout le monde s'amusait, sauf moi. Mes amis en couple sortaient, mes enfants partaient beaucoup en week-end. J'ai décidé de me bouger, et je me suis inscrite à des stages pour me donner un petit coup de jeune ! »

Être moins dur avec soi

Trop d'exigences

La société actuelle privilégie l'apparence. Pour être à l'aise, il est bon d'y apparaître sous son meilleur jour en toutes circonstances. Et dans ce domaine, la barre est placée si haut qu'il nous est difficile de l'atteindre, ce qui est source de bien des frustrations. En effet, se fixer en permanence des objectifs peu réalisables conduit à la déception. Les exigences deviennent irréalistes et entraînent des souffrances : « Je ne veux plus de mes cheveux frisés ! »… Mais même le meilleur des coiffeurs ne changera pas la texture des cheveux. Autre exemple : « Je veux un visage plus fin, un nez moins fort, un vrai menton. » Or, lorsque la chirurgie esthétique n'est employée que pour répondre à un besoin lié au paraître, qu'on n'y a recours que pour correspondre à un idéal physique précis, elle n'est d'aucun secours. Elle modifie le corps, mais ne soigne pas le complexe. Celui-ci va se déplacer, car l'objectif fixé est de toute façon inatteignable.

Des certitudes à modérer

Les règles qui régentent nos conduites et notre façon de penser deviennent parfois pesantes. Il faut « être comme ceci et penser comme cela ». Ces obligations empêchent d'affirmer ce que l'on est. Reconnaître le conditionnement auquel nous sommes soumis est bien entendu une étape difficile à franchir. Nous avons vu que ce conditionnement était le résultat d'un ensemble d'événements allant des modalités de l'accueil fait par les parents jusqu'aux diktats sociétaux. Si l'on se pense « trop ceci » ou « pas assez cela », c'est parce qu'à un moment donné, une phrase ou une situation nous en ont convaincus : « Tu as le visage trop rond, tu serais mieux avec les cheveux longs ! » La modération, associée à une certaine ouverture d'esprit, permet de sortir de ces modes de pensée trop tranchés. Il est parfois important de poser sur soi un regard permettant d'accepter ses propres différences. Il faut apprendre à se considérer dans sa globalité afin de ne pas se résumer à ce défaut qui provoque notre complexe (« Mon nez est trop long, on ne voit que ça ! »). En réalité, c'est la personne dans son ensemble que les autres voient, et la personne complexée l'oublie trop souvent.

Jean-Philippe, 56 ans :

« Longtemps j'ai pensé que mon faible poids serait un frein à mon évolution professionnelle. Dans le bâtiment, je passais pour le petit, le fragile. J'imagine que cette façon de voir les choses est venue de l'accueil que j'avais reçu à mes débuts dans le milieu. Les anciens m'avaient dit : "Va falloir t'épaissir, sinon tu ne tiendras pas !" Finalement, un petit maigre, c'est bien utile sur un chantier. »

Déceptions et frustrations inévitables

Il est normal d'être déçu. Comprendre que l'on est tous contraints de vivre avec un minimum de déceptions et accepter cet état de fait permet de relativiser. Il arrive à tout le monde de renoncer à quelque chose ou de reconnaître ne pas avoir telle ou telle qualité. Vouloir à tout prix lutter contre ses frustrations risque d'empêcher de profiter de ses compétences. Chercher à combattre ses déceptions ou simplement les ignorer conduit à ne parler que de ses défauts ou de ses complexes, et à taire ses qualités ou ce que les autres aiment dans notre personnalité. L'expression « voir le verre à moitié vide » prend ici tout son sens.

Pour voir le verre à moitié plein

Il peut être intéressant de se fixer des objectifs dans un domaine spécifique : par exemple, dans le cadre professionnel, réussir une vente ou placer trois cartes de fidélité dans la journée ; dans votre vie privée, appeler dans la soirée au moins deux amies, ou les frères et sœurs que vous avez négligés depuis quelque temps, etc. Précisez des paliers à atteindre quand cela est possible. Au fur et à mesure des réussites obtenues, notez-les. À l'heure du bilan, peut-être que l'objectif fixé ne sera pas tout à fait atteint, mais vous aurez la satisfaction de constater que vous avez accompli énormément de choses pour y parvenir. Sans doute verrez-vous alors le verre à moitié plein. Et alors, ce n'est plus la déception qui prendra le dessus...

Audrey, 21 ans :

« Depuis des années, je rêve de devenir sage-femme. Mais j'ai échoué à mes examens deux fois, alors que mes amies ont réussi. Je me dis que je suis vraiment nulle. C'est très dur à vivre parce que je ne me sens plus capable de rien alors que jusque-là, dans mes études, tout me réussissait. Il faut que je trouve une nouvelle formation. »

Éviter de se mettre en retrait

Renoncer à une sortie parce que l'on est fatigué peut être une façon de respecter ses propres émotions. Mais la peur d'être mal jugé ou mal perçu peut induire des attitudes d'évitement ou de repli. Refuser de se rendre à une fête parce que l'on se trouve trop moche, trop mal habillé, ou que l'on craint de ne connaître personne est une situation typique de la personne complexée par son physique ou sa timidité. Ainsi, on se protège d'une situation que l'on appréhende. Mais lorsque cet évitement des situations sociales s'installe, on bascule dans l'isolement. Il est pourtant essentiel de bouger, de rencontrer des gens ; en deux mots, de vivre ! Quand cela devient trop difficile à faire, l'aide d'un thérapeute est nécessaire. Cependant, avant d'en arriver là, il est toujours possible de s'appuyer sur des expériences positives. Le souvenir d'une situation analogue qui s'est bien passée sert de support pour envisager plus sereinement celle à venir.

Une sortie par mois... pour commencer !

Si vous êtes de ceux que les sorties effraient, et que vous avez pris l'habitude de toutes les refuser, tentez cet exercice : évaluez les sorties que l'on vous propose en isolant celle qui vous mettra le plus à l'aise. Choisissez par exemple une soirée au restaurant avec une amie. Décidez de l'endroit afin de vous y sentir en confiance. Par la suite, essayez d'élargir le cadre de ces soirées : proposez de sortir à plusieurs, d'aller prendre un verre dans un bar. Augmentez peu à peu la fréquence de ces sorties. Petit à petit, vous apprendrez à vous sentir plus détendu en société, jusqu'à ne plus craindre de vous rendre à une soirée d'anniversaire où la plupart des invités vous seront inconnus !

Françoise, 55 ans :

« Au moment de mon divorce, ma fille m'a vue sombrer. Je n'allais pas bien mais je ne voulais pas l'inquiéter plus, alors je me forçais à sortir. J'allais au cinéma, au restaurant avec des amis. Aujourd'hui, je pense que cela m'a aidée à ne pas m'enfoncer plus. »

Un peu d'attention, beaucoup d'effets

S'aimer, ça s'apprend !

L'amour ou la haine que l'on a de soi dépend de notre perception de l'amour reçu dans notre enfance, notre adolescence, et même plus tard à l'âge adulte. Il faut parfois savoir revenir sur des périodes qui peuvent avoir été vécues de manière douloureuse. Cela ne se fait pas tout seul : souvent, l'aide d'un spécialiste est nécessaire. Avant d'y recourir, on peut de soi-même corriger certaines « mauvaises » interprétations en revenant sur son histoire et en s'y attardant. Pour lâcher prise, il faut d'abord décrypter ces émotions anciennes qui ressurgissent par moments. Dénouer ses sentiments, c'est en apprendre davantage sur son histoire. Parfois, les révélations seront bien différentes de ce que l'on avait imaginé. Et si, finalement, l'amour avait toujours été présent ? Ce retour sur les différentes étapes de notre vie est un travail indispensable pour retrouver une certaine confiance en soi.

La preuve par neuf de l'amour

Plongez-vous dans vos souvenirs d'enfance ou d'adolescence, dans ces périodes qui vous ont construit et troublé... et retirez-en neuf événements qui prouvent que, quel que soit votre ressenti actuel, vous avez été apprécié, félicité, aimé. Souvenez-vous par exemple de ce cadeau dont vous rêviez et qu'on vous a offert à Noël, ou retrouvez cette carte signée par toute votre classe pour votre quinzième anniversaire...

Les bienfaits d'être aimé

L'expérience d'une vie affective harmonieuse rassure. Pour supporter les moqueries, rien n'est plus précieux, en effet, qu'un mot d'amour lancé par un être cher. Évidemment, il faut pour cela accepter d'être aimé. Se laisser aimer, c'est d'abord montrer son corps et se mettre soi-même à l'aimer.

Clarisse, 32 ans :

« J'ai toujours été forte, mais quand j'ai rencontré mon futur mari, le contact de ses mains sur mon corps m'a aidée à prendre conscience de mes formes.

54

Les limites de chaque partie de moi-même étaient mises en évidence par ses caresses. Cela ne s'est pas fait tout de suite, mais peu à peu, grâce à nos échanges, j'ai pris confiance dans son amour et dans mon corps. »

Trop souvent, le complexé est persuadé que le partenaire amoureux est bloqué sur son complexe. La proximité des échanges offre une belle occasion de faire tomber ce préjugé.

Christel, 29 ans :

« Mes seins sont plutôt petits, j'avais même le projet de les faire refaire. Et puis j'ai rencontré mon mari. Il m'a dit qu'il adorait mes petits seins. J'ai d'abord cru qu'il exagérait, mais je sais aujourd'hui qu'il déteste les grosses poitrines. Je trouve maintenant que mes seins ont la taille idéale. »

À l'écoute des phrases positives

Avoir une mauvaise image de soi et de son corps rend parfois hermétique aux compliments. Pourtant, il arrive qu'un sourire, un geste, un petit mot soient chargés de bonnes intentions. Apprendre à les remarquer permet déjà de faire un premier pas vers l'amélioration de son image. À la remarque « Ton pantalon te va très bien », il y a fort à parier que la réponse de la personne complexée sera du genre : « Ah bon ? Moi je trouve qu'il me fait de grosses fesses ! »

Modifiez votre discours !

Quand on vous fait un compliment, au lieu de vous dénigrer en soulignant ce défaut qui vous complexe, entraînez-vous à dire : « Je te remercie », sans vous sentir obligé d'ajouter un commentaire. Dans un second temps, vous apprendrez à accepter ce compliment pour ce qu'il est, ce qui met dans une bonne dynamique. Par la suite, tentez

55

de vous lancer en retour dans une série de remarques positives : cela permet un échange constructif, et vous finirez par entendre et accepter comme telles les paroles bienveillantes des autres à votre égard, et votre regard sur vous-même s'en trouvera amélioré.

Cécile, 23 ans :

« Comment répondre à un compliment ? Je disais souvent, l'air de ne pas y croire : "Ah bon, tu le penses vraiment ?" Et puis, au cours d'un stage à l'étranger, j'ai compris que l'on pouvait répondre "merci", sans faire plus de commentaires. Chaque matin, tout le monde avait un petit mot gentil pour la Française que j'étais. »

Oser s'assumer à tout âge

Oser s'assumer, c'est accepter une confiance en soi qui ne passe plus par le regard des autres. Cela consiste, entre autres, à admettre que le temps passe, à ne plus craindre de vieillir, à l'envisager sereinement. Voilà qui n'est pas facile dans une société où il faut être jeune à tout prix. Pourtant, vieillir ne signifie pas enlaidir. L'âge peut aller de pair avec la coquetterie, avec l'envie de prendre soin de soi. Apprendre à lâcher son image de jeune femme et accepter ce nouveau visage que la quarantaine nous offre, c'est aussi apprendre à cultiver autre chose que son apparence. L'humour et l'audace font « exister » sur un autre plan.

Procédez par étapes !

Si ce sont, par exemple, vos bras qui vous gênent (relâchement des tissus avec l'âge, ou masse graisseuse apparente), pour combattre ce complexe et aider à vous assumer, apprenez à les montrer progressivement. Plutôt que de chercher à dissimuler cette partie du corps qui est détestée, il faut parfois prendre le risque de l'exposer au regard des autres. Commencez par des manches trois quarts, puis des manches courtes et pour finir, tentez le débardeur. Bien sûr, ces différentes étapes peuvent prendre du temps. Mais vous verrez que, petit à petit, vous prendrez conscience que souvent les gens ne prêtent pas attention à vos défauts ! Les sentiments de gêne, de honte, seront ainsi amenés à disparaître.

Prendre soin de son corps

Reprendre possession de son corps est important pour se sentir mieux. Le sport est un bon moyen d'y parvenir mais, trop souvent, il est associé à la notion de compétition. Rien n'est plus rebutant pour les personnes complexées : « J'aime nager, mais je ne supporte pas de voir arriver des filles toutes musclées qui avalent les kilomètres de crawl sans l'ombre d'un effort. » Cependant, certaines activités physiques permettent de rompre avec ce besoin de perfection et de performance inhérent au sport.

Claudine, 47 ans :

« J'adore l'eau, mais plutôt que de faire des longueurs, j'ai préféré me mettre à la gymnastique aquatique. À la fin de chaque séance, l'animatrice propose une petite relaxation, notre corps est porté par l'eau, cette sensation est douce, apaisante, et très agréable. »

La tendance va donc dans le sens du plaisir, mais aussi des programmes individuels : d'abord avec les cours à la carte où chacun trouve son rythme, mais également dans les salles où les machines de musculation rendent possible un programme personnalisé et adapté aux besoins de chacun.

Trouver de l'aide à l'extérieur

Chercher un soutien

Il n'y a rien de plus salutaire que de déterminer seul les moyens d'en finir avec son complexe ! Pourtant, quand on ne trouve pas en soi les solutions à son complexe, le recours à une thérapie pour sortir d'une situation qui vous submerge et vous empêche de vivre peut s'avérer un solide soutien. Les aides offertes dans ce sens sont multiples. Nous vous en exposons quelques-unes qui proposent des pistes différentes et peuvent permettre de dépasser le complexe.

À quel moment le recours à un spécialiste est-il nécessaire pour se libérer des complexes ? C'est une question de seuil de tolérance. Chacun a d'abord tenté seul de se raisonner pour s'en sortir : « Non, je ne suis pas moins bien que cette fille-là » ; « Oui, finalement, on me remarque. » Mais parfois, cela ne suffit pas. Le malaise est persistant, le mal-être est probablement plus profond que le seul complexe le laisse paraître. Il peut se produire des améliorations mais, globalement, c'est toujours l'insatisfaction qui prend le dessus. L'écoute d'un ami, les conseils des proches, le regard d'un amoureux, les encouragements des collègues sont restés sans effet. C'est le moment de se tourner vers un professionnel.

Le coach : pour se fixer des objectifs réalistes

On vient souvent le consulter pour des demandes très précises : « Je veux être prise au sérieux » ; « Je parais trop jeune pour mes responsabilités. » On attend alors du coach qu'il nous prenne en charge. Le verbe anglais *to coach* signifie entraîner, motiver, accompagner. Dans l'entreprise, quand un manager a pour objectif de « coacher » un membre de son équipe pour qu'il améliore ses performances, c'est aussi une forme d'accompagnement. Ce travail se fait à deux, mais il doit amener la personne coachée à trouver seule les moyens de réaliser ses objectifs, étape par étape. Il en est de même dans le domaine sportif. Le « coaching » est un terme répandu, mais qui rejoint toujours la même idée : celle d'un « développement personnel ».

La démarche du coach est la suivante : définition du problème du client ; analyse de la demande ; établissement du contrat ; exploration des résolutions ; évaluation des résultats.

La définition du problème passe par une question simple : « Quel est votre problème ? »

La réponse du client va permettre au coach d'identifier la situation et le décalage existant entre l'état des choses et la situation rêvée. D'autres questions permettent d'affiner cette demande. Le client énonce en quoi le coach peut l'aider. Il s'agit d'un échange indispensable pour clarifier la situation. Le partenariat qui se crée entre coach et client conditionne le succès de la démarche. Un « contrat » est passé entre les deux parties. Des objectifs sont fixés, des solutions envisagées. Le terme de « client » prend ici tout son sens. Il s'agit bien, même si des réajustements sont fréquents, de s'engager pour un résultat espéré, à savoir considérer les choses sous un autre angle et s'ouvrir à de nouvelles perspectives.

Un exemple : mal à l'aise pour séduire

Le coach ou le conseiller en image propose d'apprendre à oser être soi en commençant par l'aspect extérieur. L'idée est d'harmoniser l'image que l'on a de soi avec ce que l'on est vraiment. Cela passe par un changement vestimentaire, le choix de nouvelles couleurs... Mais on évoque aussi le rapport à l'esthétique, éventuellement à la féminité. Le coach accompagne le client chez le coiffeur ou l'esthéticienne, et lui demande ce qu'il aime et n'aime pas. Le travail sous-jacent consiste à amener le client à exprimer ce dont il rêve, et à oser le mettre en œuvre. Le coach fournit des outils pour que son client parvienne à une image qui corresponde de plus en plus à ce qu'il est vraiment.

Psy ou pas psy : l'histoire d'une rencontre

Trouver un soutien extérieur peut aussi consister à recourir aux psychothérapies.

Avant de se lancer dans une thérapie, il est utile de réfléchir à son manque de confiance en soi, à son éventuel sentiment d'infériorité : « Suis-je ainsi parce que je perds mes moyens dès qu'il y a plusieurs personnes ? » ; « Je me sens mal à l'aise parmi ces gens, est-ce parce que j'ai honte de moi ? » S'il vous est possible de répondre à ces questions, même partiellement, c'est que vous savez quel type de soutien vous cherchez. Mais les thérapies sont nombreuses, en choisir une relève du casse-tête, d'autant plus qu'il n'existe pas de grille permettant d'affirmer que telle thérapie guérit tel symptôme. S'agit-il de développer certaines ressources manquantes, d'agir sur un aspect particulier de notre vie, ou de soigner une véritable souffrance ? Là encore, il n'est pas facile d'y voir clair. Il peut s'avérer nécessaire de procéder par étapes : mieux se connaître prend du temps.

Le choix, dans ce domaine, dépend donc essentiellement des aspirations de chacun et des relations que l'on souhaite établir avec le thérapeute. Le défi est de taille : non seulement il faut accepter la démarche thérapeutique, mais il convient surtout de rencontrer la bonne personne. D'un praticien à l'autre, la relation sera toujours différente, même s'ils ont reçu une formation identique.

Les premiers rendez-vous sont donc déterminants. Posez ensemble la base des tarifs et du rythme des consultations. Si, d'emblée, vous ne vous sentez pas compris, renoncez et optez pour un autre thérapeute avec qui vous vous sentirez plus à l'aise. La confiance est un élément majeur et indispensable pour que la thérapie vous permette d'avancer. L'attention et l'intérêt que le thérapeute vous porte vous aideront à prendre la décision de poursuivre, ou au contraire de vous tourner vers une autre démarche de soutien.

Pour autant, ne renoncez pas sans réfléchir. La thérapie demande un investissement personnel important. C'est une procédure qui peut être lourde, que ce soit financièrement (certaines thérapies coûtent cher) ou émotionnellement (colère, joie, larmes...). Le travail du thérapeute dépend de la manière dont vous vivez vos troubles et de votre capacité à lui en faire part : soyez prêt à vous en remettre à lui. Tout cela est indispensable et déterminant pour une bonne prise en charge.

L'écoute du psy

L'objectif d'une psychothérapie est de parvenir à un mieux-être dès lors que l'on ressent une souffrance dont les symptômes sont les suivants : angoisses, tristesse, crises de panique, inhibitions, difficultés relationnelles, perte de confiance en soi, obsession. Le thérapeute favorise l'échange verbal et donne l'occasion de s'exprimer en toute liberté, c'est un spécialiste soumis au secret professionnel.

Qui sont les praticiens ?

Il n'existe pas en France de formation dite de « psychothérapeute » reconnue officiellement. Il faut donc distinguer deux éléments : d'abord la formation initiale du praticien, ensuite la formation à un type de thérapie.

Les psychiatres ont une formation de médecin ainsi qu'une spécialisation en psychiatrie ; ils sont donc habilités à délivrer des médicaments.

Les psychologues, quant à eux, ont suivi un cursus universitaire de psychologie.

Les psychanalystes appartiennent à une école de psychanalyse et sont eux-mêmes passés par le divan, c'est-à-dire qu'ils ont fait une analyse pendant plusieurs années ! Ils peuvent être psychiatres, psychologues, ou simplement psychanalystes.

La démarche du psychothérapeute dépend de sa méthode de travail, c'est-à-dire du type de thérapie proposée. Elle peut être d'inspiration psychanalytique, mais aussi comportementale ou cognitive (TCC, Gestalt...).

La thérapie peut alors être définie comme brève ou longue. Le nombre de séances nécessaires varie d'une méthode à l'autre. Il est parfois difficile de déterminer si l'on cherche un soutien lié à une période charnière (deuil, licenciement, divorce…) ou si l'on est motivé par l'envie de procéder à un changement plus profond. Le thérapeute peut vous guider dans cette démarche.

Le corps ou la parole sont les outils à partir desquels se fait la thérapie. La verbalisation des questionnements et problèmes du patient fournit au spécialiste les éléments nécessaires à une prise de conscience ou à une interprétation des conflits internes. La relaxation et l'expression des sensations du corps peuvent également mener à une reconnaissance des déséquilibres et conflits du patient.

Les complexes rationnels

Tous les complexes visibles aux yeux des autres

Taches de naissance, obésité, strabisme, malformation d'un membre… Certains défauts ou handicaps sont parfaitement visibles aux yeux des autres, donnant lieu à ce que nous appellerons les complexes rationnels. Ils s'inscrivent dans le regard des autres, se repèrent et se constatent par rapport à une norme établie de façon pragmatique (courbe de croissance, QI…). Mais ce n'est pas parce qu'ils sont facilement identifiables qu'ils ont moins d'importance que les complexes subjectifs !

Le complexe rationnel occasionne une gêne majeure et souvent une vraie souffrance. Comment se développe-t-il ? Les différentes périodes de la vie jouent un rôle clé dans l'installation de ce type de complexe. Les remarques de l'entourage et le regard des autres sont, là encore, décisifs dans l'installation du complexe, ne serait-ce qu'en soulignant cette différence physique qui en est le vecteur.

Il existe des solutions permettant d'obtenir un soulagement de ce type de complexe. On peut alors tirer le meilleur parti de sa différence : avoir une « gueule », avoir une personnalité sont de véritables atouts !

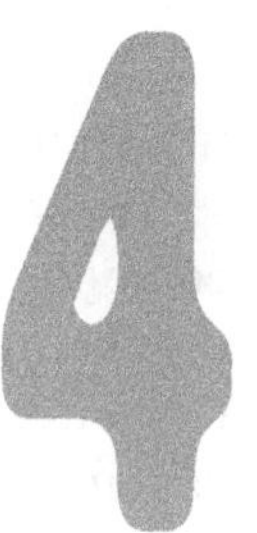

Une différence qui a pris trop d'importance

Chaque période de la vie, de la naissance à l'âge adulte, façonne les êtres. Les différences se font sentir et marquent souvent à vie les individus. Être différent de la plupart des personnes qu'on côtoie, ce n'est pas anodin. Les répercussions psychologiques sont inévitables, elles affectent aussi bien l'individu lui-même que son entourage.

De la petite enfance à l'âge de raison

Le rêve : un beau bébé !

Le suivi médical de la grossesse rassure généralement les parents. L'échographie du deuxième trimestre permet de contrôler le bon fonctionnement des organes. Les parents, tranquillisés, peuvent alors continuer à rêver de l'enfant : ce sera un beau bébé. Cependant, dès lors qu'une anomalie est détectée, les parents sont perdus. La mère, qui assure la survie du bébé, se sent dépossédée de cette fonction puisqu'elle la délègue au corps médical. « L'anomalie de l'enfant inflige aux parents une blessure narcissique profonde, source de dépression [...]. Les mères ne savent plus comment penser ce fœtus. Elles nourrissent souvent des sentiments hostiles à son égard. »[1] Les parents souhaitent tous un enfant en bonne santé, et l'annonce d'un possible handicap compromet la relation harmonieuse qui se crée pendant la grossesse, puis perturbe l'accueil du nouveau-né. Pour illustrer ce propos, on peut citer l'exemple d'un enfant dont la mère a reçu un diagnostic anténatal grave à sept mois de grossesse. Celui-ci a entraîné un désinvestissement maternel allant jusqu'au désir de mort du fœtus, alors que les examens se sont avérés normaux par la suite. À sa naissance, le bébé a développé un eczéma géant qui a perturbé un certain type de maternage, avec pour conséquence directe des contacts corporels difficiles. À cinq ans, le petit garçon, très inhibé et timide, souvent en retrait, présentait de grandes difficultés d'intégration à l'école et des relations perturbées avec sa mère.[2] Certains verront ici toutes les conditions favorables au développement d'un ou de plusieurs complexes.

Sept ans, l'âge de raison

C'est entre six et douze ans que l'enfant s'ouvre sur un environnement beaucoup plus large et cherche à comprendre certains phénomènes. Les parents sont toujours très présents mais l'enfant se tourne de plus en plus

---

1. SOUBIEUX Marie-José, SOULÉ Michel, *La psychiatrie fœtale*, PUF, collection « Que sais-je ? », 2005.
2. SOUBIEUX Marie-José, SOULÉ Michel, « Un modèle de violence fondamentale : l'interaction biologique fœtus-placenta-mère », in *Revue de neuropsychiatrie de l'enfant et de l'adolescent*, 2003.

vers les autres et commence à s'investir dans de nouvelles relations. Il choisit ses amis en fonction d'affinités et d'intérêts communs ; l'avis des autres devient important, les mêmes valeurs sont partagées. C'est un âge où l'on devient plus sélectif, mais parfois aussi plus intolérant qu'auparavant. Les différences entre les uns et les autres sont soulignées. Le besoin de se reconnaître dans l'autre pour affirmer son identité est tel qu'il peut passer par le rejet de ceux qui ne sont pas « comme tout le monde ».

Les opinions et les points de vue se forgent, les confrontations d'idées mènent à la réflexion. C'est aussi un âge où l'on cherche à expliquer toute chose.

Anne-Claire, 26 ans :

« Quand j'étais petite, je n'osais jamais m'approcher d'un groupe d'enfants pour jouer avec eux. J'avais peu d'amis dans l'école ; en revanche, je parlais volontiers aux adultes. À l'adolescence, j'ai été incapable de prendre la parole en classe. Plus tard, j'ai réussi à vivre avec ma timidité, mais je pense qu'elle n'a pas disparu et qu'elle refait son apparition dès qu'une situation me met mal à l'aise. »

Les enfants sont cruels

Avec l'école, les enfants ressentent très tôt les différences qui les caractérisent. Ils font l'apprentissage des rencontres et du groupe. Ces différences portent alors sur des éléments simples ou des situations concrètes comme le port de lunettes (donnant souvent lieu à des remarques comme « serpent à lunettes ! ») ou encore les taches de rousseur (« T'as bronzé à travers une passoire ! »). Ce genre de petites phrases peut amener l'enfant à vivre un véritable enfer dans la mesure où il se sent exclu des jeux sous ces prétextes. Les enfants que ces différences perturbent trouvent parfois à se défendre en se mettant en avant et en faisant rire leurs copains. Mais les remarques répétées dont ils font l'objet peuvent avoir un effet dévastateur sur leur construction, parce qu'ils développent le sentiment que cette caractéristique physique qu'on souligne les empêche d'être aimés ou appréciés.

Thomas, 18 ans :

« Enfant, je rêvais d'avoir les cheveux courts comme mes copains. Mes cheveux longs faisaient rire tout le monde. Mais montrer mes oreilles décollées n'était absolument pas envisageable. On m'aurait appelé "feuilles de choux". L'opération a tout changé pour moi : j'ai pu couper mes cheveux, j'étais enfin moi-même. »

Le regard des parents

En grandissant, l'enfant prend non seulement conscience de son corps et du regard des autres sur sa personne, mais commence également à mettre des mots sur « ce qui ne va pas ». Dans le cas de maladies qui durent ou d'imperfections physiques permanentes, la capacité protectrice des parents est mise à mal. Ils vont douter d'eux-mêmes et l'enfant, de son côté, va se sentir responsable de leur inquiétude. Que ce soit à travers la colère ou la culpabilité, chacun va ressentir de façon plus ou moins violente cette impuissance à modifier ou à résoudre ce qui fait souffrir. Les parents vont tenter de comprendre la situation. Pourquoi en est-on là ? Quels sont les antécédents ? Est-ce inscrit dans l'histoire familiale ? Ensuite, les questions porteront sur ce qui aurait pu être fait pour l'éviter. Une raison, un « fautif » sont recherchés. Il en est de même pour l'enfant. Il va s'imaginer des choses, s'inventer des responsabilités : « Je n'ai pas été sage » ; « Je mérite ce qui m'arrive. »

Si les parents ont su « défendre » leur enfant à ses yeux, mais aussi par rapport au regard des autres, s'ils ont pu expliquer les choses, seuls ou avec l'aide de spécialistes, précisément mais sans en rajouter, ou s'ils ont tout simplement été présents, réconfortants, encourageants, alors la différence a pu être comprise. Comprendre ne signifie pas accepter. Mais se dire que l'on n'est pas le seul à être différent et surtout, que l'on est aimé pour ce que l'on est, permet de relativiser. À l'inverse, si aucune réponse n'est donnée, si des remarques désagréables sont répétées, les répercussions peuvent être catastrophiques.

Mimie Mathy, la comédienne de petite taille :

« J'ai eu la chance de tomber dans une bassine d'amour quand j'étais petite. Ma famille m'a donné cette force… Je sais que si les gens m'aiment bien, c'est parce que je ne suis pas en bagarre avec moi-même, ni avec les autres… Mes parents m'ont toujours dit que ce n'était pas moi qui n'étais pas comme les autres, mais les autres qui n'étaient pas comme moi. Ils ne m'ont pas mise sous cloche, ne m'ont pas fait charcuter pour gagner dix centimètres, ils m'ont aidée à m'accepter comme j'étais… Il faut emménager dans sa vie et en faire la plus belle maison possible. »

Psychologies magazine, février 2007, Hélène Mathieu

Les questions de l'adolescence

Le temps des doutes

On a très longtemps considéré que l'on passait directement de l'enfance à l'âge adulte. Ce n'est que depuis le XXe siècle que l'on s'intéresse à l'adolescence en tant que telle. Cette période est souvent perçue comme étant « à problèmes ». Pour le sociologue Michel Fize, les idées reçues sur le sujet sont nombreuses. Alors qu'en réalité, écrit-il, « l'adolescence est un moment privilégié de l'évolution de la conscience, un moteur dans la croissance ; c'est une formidable interrogation de soi et des autres ; la personnalité prend alors ses contours définitifs »[1]. L'adolescent est plus informé, ses contacts sociaux (amis, famille, enseignants) l'aident à affiner son jugement. Cet enrichissement même va, par moments, l'amener à douter de ses compétences et de ce qu'il devient. Il se construit. « On reproche souvent à l'adolescent ses silences, mais c'est précisément la peur de ne pas être compris qui l'incite à se taire. Il a besoin qu'on le comprenne pour gagner en assurance personnelle. Il est vrai qu'il joue parfois les incompris, mais il aimerait que l'on prenne conscience de son changement et de ses nouvelles capacités. »[2] Que se passe-t-il ? Tout se met en place, le corps change, les capacités de raisonnement se précisent. L'adolescent oscille entre le statut d'enfant et celui d'adulte. Il existe donc des changements qui sont propres à cette tranche d'âge (12-18 ans). Ces bouleversements suscitent un questionnement qui repose sur le constat de certaines réalités.

L'acné, mal de l'âge

L'acné est un stigmate de l'adolescence. La texture de la peau s'épaissit, les poussées hormonales provoquent un excès de sébum ; celui-ci ne peut pas s'évacuer et provoque points noirs et comédons. Les points noirs contiennent des bactéries qui se multiplient et finissent parfois par s'infecter pour former des abcès ou kystes. On parle alors d'acné sévère qui peut aller jusqu'à laisser des cicatrices. Ces manifestations apparaissent au niveau du front, autour du nez et sur les pommettes. Elles sont ressenties comme une véritable gêne, notamment parce que les boutons peuvent être hypersensibles et douloureux. L'acné varie d'un adolescent à l'autre en fonction de facteurs héréditaires. Mais c'est surtout l'aspect repoussant

---

1. Fize Michel, *L'adolescent est une personne*, Seuil, 2006.
2. *Ibid.*

de ces boutons qui dérange. Même si l'acné est d'une grande banalité, elle est vécue comme un véritable défaut physique. Elle perturbe les adolescents qui en sont affligés, et favorise le mal-être.

Carole, 21 ans :

« Quand j'étais en cinquième, j'avais des problèmes de boutons sur le visage. Alors j'avais besoin de sentir que je plaisais, et pendant deux ans, j'ai accumulé les petits copains, ça m'aidait à retrouver confiance. Jusqu'à ce qu'un jour, alors que je passais devant deux nanas d'une autre classe, j'entende "T'as vu, c'est elle la calculette qui collectionne les mecs...". J'ai pleuré pendant tout le week-end, et même quand j'y repense aujourd'hui, ça me fait mal. »

La taille du sexe pour les garçons

Les garçons adolescents se posent fréquemment la question suivante : mon pénis est-il de la bonne taille ? Les moyens de comparaison sont parfois d'autant plus délicats à trouver que les adolescents se cachent et, pour certains, deviennent très pudiques. L'idée même de ne pas avoir un sexe de taille normale est difficile à vivre. Et quoi qu'il en soit, la réponse à pareille question n'est pas évidente, et les films pornographiques, qui montrent des sexes « surdimensionnés », ne sont pas d'une grande aide sur le sujet. Cette préoccupation est normale mais, le plus souvent, l'imaginaire et une certaine ignorance conduisent les adolescents à penser que la taille conditionne la puissance sexuelle, ou encore que la longueur du pénis en érection est proportionnelle à celle qu'il a au repos et, pour finir, que la satisfaction sexuelle des femmes dépend de la grandeur du sexe. Autrement dit, même si ce problème de taille est une réalité en soi, ce sont essentiellement les idées qui se construisent autour de sa longueur qui créent un complexe.

La taille des seins pour les filles

Pour une adolescente, avoir une forte poitrine peut parfois être vécu comme un handicap. Des seins lourds deviennent vite encombrants et sont susceptibles de provoquer des douleurs dans le dos. S'habiller signifie alors se cacher, éviter les décolletés, les couleurs voyantes, et adopter les cols roulés. Le sport à l'école est un vrai calvaire : quand les seins sont forts, courir et sauter sont autant de situations embarrassantes et douloureuses. Les moqueries du genre « vache à lait » sont fréquentes et deviennent rapidement insupportables, sans compter que le regard des garçons est bien souvent concentré sur cette caractéristique physique de l'adolescente, cet attribut par excellence de la féminité, qu'il découvre et qui le trouble. Les jeunes filles ont alors le sentiment de n'être considérées que pour leurs seins. Cependant, avoir peu ou pas de poitrine peut être tout aussi gênant : dans ce cas, les adolescentes peuvent avoir l'impression qu'il leur manque une part essentielle de féminité, et que cela les empêche de plaire aux garçons.

Alexandra, 36 ans :

« J'ai vécu avec ma poitrine un véritable enfer. Les garçons cherchaient à me coincer dans les couloirs pour me toucher les seins. Je n'osais sortir avec aucun d'entre eux. J'étais convaincue qu'ils voulaient juste me tripoter, pour s'en vanter après. Mes parents ne comprenaient pas mon problème, et je ne parvenais pas à expliquer ce que je vivais chaque jour. J'ai attendu d'être majeure pour me faire opérer. »

Le surpoids chez les adolescents

Les adolescents en surpoids souffrent de l'image qu'ils véhiculent et qui fait d'eux des êtres paresseux, gourmands et dépourvus de toute volonté : « Bouge-toi ! Arrête de manger ! Tu te laisses aller, tu es mou ! » Leur vie sociale s'en trouve affectée. En effet, le surpoids et, à plus forte raison, l'obésité, est un handicap pour courir ou participer aux jeux sportifs qui tiennent une place essentielle dans le quotidien des adolescents, en particulier celui des garçons. À cela s'ajoute le sentiment de toujours prendre trop de place, de déranger, d'être en permanence « dans le passage ». Ces situations marginalisent les jeunes à une période où, pour la plupart, ils vivent en groupe avec leur communauté de copains. Les problèmes de poids conduisent généralement à l'isolement. Le mal-être inhérent à l'adolescence se trouve aggravé par la réalité du surpoids. Les adolescents qui en souffrent demeurent, au mieux, « le bon copain ou la bonne copine »… mais pas plus ! Leur silhouette tient bon nombre d'entre eux à distance des relations amoureuses qui se nouent à cet âge. Les arguments de cette mise à l'écart sont bien connus : « On ne va pas gâcher une si belle amitié ! » Il s'agit d'une dure réalité qui provoque bien des souffrances silencieuses. Certains de ces adolescents parviennent pourtant à avoir une activité sexuelle importante, ce qui est une façon de se rassurer sur leur potentiel de séduction.

Les expressions de la souffrance

Une timidité maladive

L'expression de la timidité s'installe pendant l'enfance, se poursuit à l'adolescence, et finit par empoisonner la vie d'adulte. Il s'agit d'une crainte d'aller à la rencontre de l'autre, une peur de la confrontation. Elle se traduit par une augmentation du rythme cardiaque, les mains deviennent moites, la gorge se noue, le sang afflue au visage et provoque des rougeurs. La timidité dans l'enfance prend différentes formes. Certains enfants timides peuvent être chez eux des clowns, et se montrer totalement « bloqués » à l'extérieur. D'autres prennent l'habitude de se moquer des autres, ce qui est une façon de cacher la peur qu'ils en ont. Pour Christophe André, auteur de *La peur des autres*, il existe des « tempéraments biologiques plus vulnérables »[1]. Les facteurs de la timidité ont diverses origines et apparaissent dès les premières étapes de la construction des liens d'attachement (voir la première partie de cet ouvrage) et des sentiments de sécurité qui se créent dans ces périodes. Les expériences que peuvent faire les enfants, particulièrement en matière d'humiliations ou de vexations, jouent un rôle indéniable. Enfin, les enfants qui grandissent dans un entourage timide seront plus enclins à reproduire ce comportement. La souffrance du timide réside dans sa peur de décevoir. En n'osant pas se mêler aux autres, les enfants souffrant de grande timidité risquent de limiter leur accès aux apprentissages sociaux. La timidité peut également se manifester par une incapacité à dire non.

Michèle, 60 ans :

« Au fond, je n'ai pas franchement de complexe aujourd'hui. Mais j'en ai eu, surtout à l'adolescence. J'étais brillante élève en primaire, alors j'ai changé d'école pour le collège. Je suis arrivée dans un quartier beaucoup plus riche que le mien. Les gens avaient de l'argent. Moi, je venais d'un quartier pauvre. J'étais un peu espiègle, capable de prendre la parole en public et de prendre la défense d'un enfant. Et au collège, plus rien. Je rougissais à chaque fois que j'ouvrais la bouche. On me surnommait "coquelicot". Je ne pouvais plus être moi-même. Je crois que j'avais honte de mon quartier. Je n'osais pas parler ni donner mon avis. J'étais subitement devenue timide. Une timidité que j'ai gardée toute ma vie. Heureusement, cela s'est atténué. Pour dépasser ce mal-être, je me suis d'abord investie dans mes études. J'avais beau être bonne élève, j'ai quitté le lycée à 17 ans pour fuir mes parents. Je me suis mariée et j'ai travaillé. Ce n'est que beaucoup plus tard que j'ai repris mes études en cours du soir. »

---

1. ANDRÉ Christophe, LÉGERON Patrick, *La Peur des autres : Trac, timidité et phobie sociale*, Odile Jacob, 1995.

Des tics qui agacent

Pour l'entourage, ils prêtent parfois à sourire. Mais pour la personne concernée, c'est une vraie souffrance, encore plus forte en période de stress. Les tics sont des mouvements involontaires, sur lesquels on peut parfois exercer un certain contrôle au prix d'un effort important. Une nouvelle décharge de tics succède alors à cette retenue. L'apparition des tics survient typiquement vers six ou sept ans, et ils se développent progressivement. Souvent, une sensation de tension apparaît préalablement au tic, que cette décharge vient apaiser. Les moqueries des copains ou les remontrances des parents (« Concentre-toi et arrête ! ») provoquent un sentiment de honte, voire de culpabilité. Mais cette réaction physique ou verbale liée à une situation d'anxiété est difficilement contrôlable, et ce type de réflexions n'est guère susceptible d'y mettre fin. Certains tics vont régresser et même disparaître au fil du temps. Pour ceux qui perdurent, en revanche, un suivi spécifique, psychothérapeutique ou médicamenteux, selon les cas, doit être envisagé. Stigmatiser ce trouble ne sert donc à rien. Se faire aider, en revanche, est une nécessité.

Les blocages des « dys- »

Par les « dys- », on désigne l'ensemble des personnes qui souffrent de troubles de l'apprentissage. Parmi les plus connus, on trouve les dyslexiques, pour qui l'acquisition de la lecture est perturbée. Ces troubles sont le plus souvent décelés dans les premières années d'apprentissage de la lecture et de l'écriture à l'école (grande section et CP). Les dysfonctionnements peuvent aussi concerner d'autres sources d'acquisition. Ainsi, les dysorthographiques éprouvent des difficultés à orthographier les mots ; les dyspraxiques ont des problèmes dans le domaine de l'écriture et leurs gestes sont maladroits. La dysphasie, quant à elle, perturbe le langage. Le handicap dont souffrent toutes ces personnes rend les apprentissages particulièrement compliqués. Face à ces difficultés, elles se sentent vite en situation d'échec, surtout si les insuccès s'accumulent. Le risque de découragement est grand, et elles finissent par avoir une mauvaise image d'elles-mêmes. Comment, en effet, se sentir bien quand chaque démarche se traduit par une mauvaise note ou une difficulté à réussir ? Si, par ailleurs, les enfants qui présentent ces troubles se voient stigmatisés dans leurs difficultés, ils risquent de s'enraciner dans une dynamique d'échec. Autrement dit, ils seront persuadés de ne jamais parvenir à leur but en dépit de l'investissement qu'ils y mettent.

Damien, 21 ans :

« Je ne sais pas lire à voix haute. J'ai toujours rencontré des difficultés scolaires, mais le pire, c'est la lecture. Alors, dès que l'on me demande de lire un texte à voix haute, j'ai peur, j'ai une boule dans la gorge. Aujourd'hui, je suis à la fac en économie, je parviens à éviter cette expérience. Mon orthographe est déplorable, mais seuls les profs me pénalisent. Le regard des autres est moins dur pour l'orthographe. Parfois, j'ai le sentiment que je ne parviendrai jamais à réussir à cause de tout ça ! »

Du complexe au handicap

Je ne suis pas normal

Peu importe le degré de gravité du problème : qu'on ait affaire à une simple asymétrie du visage ou à une malformation grave, il y a souffrance quand ce n'est plus « vivable ». Le complexe devient handicapant, il empêche de vivre. Cette souffrance, souvent mal comprise par l'entourage, est lourde à porter.

« Si la joie, le bonheur se partagent aisément, la souffrance répugne, elle fait honte, elle isole », écrit Alexandre Jollien[1]. Devenu handicapé moteur

---

1. JOLLIEN Alexandre, *Le métier d'homme*, Seuil, 2002.

suite à un accident survenu à la naissance, il passe son enfance dans un institut spécialisé et souffre alors du regard posé sur lui par les personnels, et de leurs sous-entendus. En effet, on associe souvent les difficultés motrices aux capacités intellectuelles. Entouré et encouragé par ses parents, il sort de l'institut pour suivre des études universitaires de philosophie. Il parle dans son ouvrage de sa différence et de sa difficulté à « accepter que jamais je ne serai normal ».

J'ai honte de moi

Trop gros, trop grand ou trop petit… La gêne peut être telle que l'on finit par avoir honte de soi, de ce que l'on est. Cette honte est sournoise, elle se dissimule dans le silence, elle se cache. Et pourtant, elle se « voit ». Ses manifestations sont émotionnelles (gêne, malaise, agressivité), corporelles (yeux baissés, tête basse, rougissement), comportementales (inhibition, paralysie), mais aussi cognitives (discours interne dévalorisant ou agressif). On ressent donc de la colère ou de la tristesse, et des sentiments comme l'impuissance ou le désespoir. Au contraire de la culpabilité, sur laquelle on arrive à poser des mots, la honte est moins verbale, plus « sensorielle ». Elle ne s'exprime pas dans la conscience d'avoir mal agi, comme c'est le cas pour la culpabilité, mais dans le sentiment d'être indigne par rapport à un contexte social. La honte est vécue relativement aux autres et à leur jugement. La personne finit par croire qu'elle a « quelque chose qui ne va pas ». Elle s'exprime donc moins facilement. La honte peut apparaître dans nos vies de différentes façons. Elle concerne l'image corporelle (tous les aspects physiques de la personne) ou la dimension sociale (la honte de ses parents, la honte de n'avoir pas réussi – voir la troisième partie). C'est un sentiment complexe qui peut naître des humiliations, des moqueries à répétition. Petit à petit, la honte s'installe. Une fois ancrée, elle conduit à une mauvaise image de soi et, dans des cas extrêmes, à une haine de soi. Elle peut alors se greffer à d'autres troubles comme l'alcoolisme ou d'autres addictions.

Le bégaiement

La peur de bégayer est bien compréhensible, car le bégaiement entraîne de nombreux désagréments. En effet, outre qu'il a tendance à faire sourire, il est véritablement vécu comme une injustice pour celui qui en souffre. Il peut même être perçu comme dévalorisant. Or, « la crainte du bégaiement favorise les accidents de parole. Un cercle vicieux infernal se met en place »[1]. Si le diagnostic est simple à poser, les causes du bégaiement demeurent un mystère. « Il ne l'est que si on oublie de considérer que l'acte de parole présente des aspects multiples : biologiques (on parle avec son corps), psychologiques (on parle aussi avec son esprit), linguistiques (on parle conformément aux lois du langage), sociologiques (on parle pour communiquer avec les autres) », note François Le Huche. Il ajoute qu'il est important de noter que le bégaiement est guérissable chez l'adulte et que, chez l'enfant, « il ne passe pas toujours tout seul »[2].

Culpabilité et autodépréciation

Ce qui compte ici, ce n'est pas tant le défaut apparent que l'on présente que l'attitude adoptée vis-à-vis de soi. On peut par exemple, dans un cas d'obésité, s'accuser d'avoir « cédé aux sirènes de la gourmandise », sans

---

1. LE HUCHE François, *Le bégaiement, option guérison*, Albin Michel, 2002.
2. *Ibid.*

réfléchir objectivement à la situation : « En quoi est-ce grave d'avoir cédé ? » Ce sentiment d'avoir « mal agi » enferme la personne dans son complexe et l'empêche de trouver des solutions. L'individu se sent envahi de scrupules. Dès lors que ce comportement devient récurrent, il entraîne chez celui qui le vit une mauvaise opinion de soi. La culpabilité s'accompagne souvent de trois autres états affectifs. « Le premier de ces états est le sentiment de peur. Quelqu'un qui se juge mauvais a tendance à croire qu'il mérite un châtiment et craint donc d'en faire l'objet. » Le deuxième, c'est la dépression : « L'auto-accusation est une attitude courante chez les patients qui en souffrent. Ceux qui ont tendance à se sentir coupables se déclarent mauvais, méchants, ou nuls, ce qui alimente la dépression plutôt que la culpabilité. » Le troisième de ces états affectifs est le sentiment d'isolement : « Quand on est persuadé d'être habité par le mal, on part du principe que les autres partagent cette opinion. »[1] Par crainte du rejet, la solitude est préférée à la vie en société, et le repli sur soi est inévitable.

Jacques, 48 ans :

« Je ne vois plus personne, je me sens nul. Je pense que j'ai raté ma vie de couple, je me suis laissé aller. Longtemps, j'ai pensé que s'entretenir était un truc de femmes. Aujourd'hui, je m'en veux : j'ai pris du poids, j'ai mal au dos, je ne ressemble à rien. »

---

1. DRYDEN Windy, *10 étapes pour une vie positive*, Leduc S. Éditions, 2007.

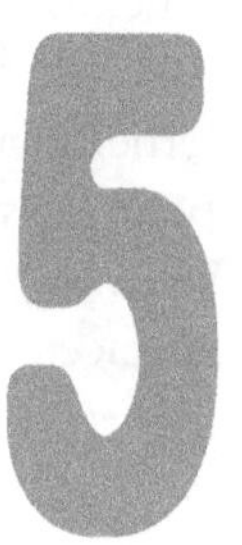

Quel quotidien ?

Le regard des autres compte pour nous ; ce qu'ils vont dire ou penser a son importance. Chacun souhaite donc être vu sous son meilleur jour. Ce désir d'être au mieux, de renvoyer de soi la meilleure image possible impose quelques arrangements avec soi-même. On va chercher à composer avec ce que l'on est, à en tirer profit ou, à l'inverse, on va tenter de nier ce qui rend différent. Ce type de comportement ne résout pas tout et finit parfois par créer de nouveaux complexes.

L'éventail des réactions

Tout nier en bloc

Nier le fait d'être complexé est une solution très employée pour chercher à correspondre à ce que l'on pense « être bien ». On assiste alors à une attitude défensive du type : « Non, je n'ai pas les oreilles décollées ! »

Les remarques désobligeantes dues à un manque de savoir-vivre sont courantes. Il est en effet blessant de pointer du doigt une personne différente, comme de souligner ses limites ou ses incompétences. Mais ces réflexions jalonnent chacune de nos journées dans les relations sociales (travail, famille…) : les maladresses sont légion ! C'est donc essentiellement la virulence avec laquelle l'individu cherche à se défendre qui peut laisser penser que le complexe est présent. Sans le vouloir, le point sensible a été touché, et le complexe que l'on tentait de dissimuler refait surface.

Chercher à s'affirmer

« Je suis peut-être petite, mais je suis une femme qui réussit » ; « Je ne suis pas musclé, mais je suis un homme très cultivé » ; « Je suis gros mais très drôle »… Faire abstraction de son complexe pour mieux vivre avec est une solution envisageable. C'est une réaction qui permet de ne pas se confronter à la réalité, et de ne jamais évoquer ce qui, au fond, est véritablement un complexe impliquant une souffrance réelle. Cette attitude peut se retrouver, par exemple, chez une femme dont les cuisses sont très fortes, mais qui va mettre une robe très courte avec un décolleté. Elle mettra l'accent sur ce décolleté alors que son entourage n'aura d'yeux que pour la longueur de sa jupe. Ce comportement de « déni » peut provoquer une gêne pour ceux qui en sont témoins, car le fait de ne pas nommer ou de refuser ce défaut physique dérange. Le silence qui entoure le complexe est donc souvent révélateur de celui-ci, et ne fait que le souligner.

Se rattraper ailleurs

Certains compensent leur complexe en développant d'autres compétences, en cultivant un talent qui serait peut-être passé inaperçu en l'absence du défaut ou du handicap à l'origine du complexe. Cette attitude de compensation est une façon de vivre avec son complexe, ce qui ne signifie pas qu'on l'accepte pour autant. Dans le même ordre d'idées, certaines personnes vont adopter un look incroyable pour attirer ou détourner l'attention.

Maryse, 40 ans, acrobate :

« Je mesure 1,50 m, et cette différence m'a très tôt forgé un caractère de battante [...] Mon grand rêve était de devenir prof de gym [...] Et puis en classe de première, j'ai appris que la taille minimale requise pour présenter le concours était de 1,55 m... Une énorme claque ! Je suis alors tombée en dépression pendant plus d'un an, jusqu'à ce que je fasse la rencontre de ma vie : le cirque. D'un seul coup, ma taille est devenue un atout. »

Esprit femme, octobre 2005

Composer avec la gêne

La gêne occasionnée par une différence physique entraîne souvent une souffrance. L'écrivain Susie Morgenstern raconte dans *Confession d'une grosse patate*[1] sa douleur d'être grosse. Elle se dit heureuse de sa vie, de son métier, de ses rencontres, de ses enfants et petits-enfants. La vie est douce pour cette femme, sauf qu'elle pèse 95 kg. À propos de sa vie, elle écrit : « Il y a juste un hic, cette tare, ce tracas d'être grosse et de vouloir tant, tant être mince. » Sous la forme d'une liste, elle dit les raisons qui l'incitent à être mince : « Pour percer ce mystère de savoir ce que c'est qu'être normale... Pour ne pas être refoulée dans les boutiques chics... Pour passer inaperçue... » Mais la question du poids est plus compliquée qu'il y paraît. Les émotions se bousculent : « Être vue, ne pas être vue... ne plus se cacher, se montrer. » Elle sait aussi pourquoi elle ne

---

1. MORGENSTERN Susie, *Confession d'une grosse patate*, La Martinière, 2003.

parvient pas à mincir, car ce qu'elle aime par-dessus tout, c'est manger. Elle dit d'ailleurs : « Je regrette d'avoir une collection de livres sur le régime égale à ma collection de livres de cuisine. » Elle est donc obligée de composer avec sa gêne, c'est sa façon à elle d'arrêter de lutter.

Développer l'opposé de son complexe

Pour vivre avec son complexe, on peut également adopter une attitude qui consiste à en développer l'opposé. Ainsi, le fait d'être extrêmement loquace peut en réalité masquer une grande timidité. La logorrhée consiste à déverser un flot de paroles continu dont le sens est parfois peu clair. Cette façon de parler peut combler un malaise. C'est typiquement l'attitude qui survient en cas de gêne, par exemple lors d'une rencontre amoureuse ou dans un entretien d'embauche. Le remède peut alors être pire que le mal !

Autre exemple, un complexe d'infériorité dû à une question de petite taille, ou de faible aptitude physique peut aboutir à développer une vanité exacerbée : la personne complexée se croit obligée d'en rajouter pour convaincre.

Poussé à l'extrême, ce comportement conduit le complexé à traquer la moindre de ses failles. Il craint que son complexe, une fois découvert, nuise à son image. Il cherche à le faire disparaître aux yeux des autres et en fait des tonnes pour le masquer. C'est parfois un moteur pour lui, mais une source de gêne ou d'exaspération pour les autres.

Vivre dans le malaise

Quand le complexe prend toute la place, il finit par hanter le quotidien, par s'immiscer dans toutes les situations. Tout est vu sous l'angle du complexe : « Évidemment, il n'est pas venu me parler parce que je suis la plus grande du groupe ! » Le discours interne, c'est-à-dire l'ensemble des petites phrases que l'on se répète, est négatif, et l'attitude qui en découle vis-à-vis de l'entourage ne l'est pas moins : le complexe dicte les réactions, et tout s'enchaîne. La confiance en soi est entamée, le malaise est constant.

Sonia, 30 ans :

« Je n'ai toujours pas rencontré le grand amour. En fait, je me sens très complexée par ma taille. Je mesure 1,50 m. Tous les hommes que j'ai rencontrés étaient eux-mêmes très complexés. Parfois, bien sûr, pour d'autres raisons que la taille. C'est exactement ce que je n'aime pas chez eux. Le fait d'être complexée me fait rencontrer des personnes complexées. J'aimerais tellement ne plus être mal à l'aise en groupe ! Les gens trouvent toujours un moyen de parler de ma taille ! D'ailleurs, à l'école, une fille me surnommait "petit modèle" ; aujourd'hui encore, je la déteste et je voudrais me venger. »

Quelles réponses à la différence ?

Le regard des autres

Être différent signifie que l'on va être regardé. Ne pas se fondre dans la masse, c'est s'exposer, involontairement, au regard des autres. Tout dépend alors de la façon dont « pèsent » ces regards. Il sera plus facile d'y faire face si l'on est suffisamment sûr de soi. Mais dès que la confiance se lézarde, alors les yeux des autres deviennent hostiles. Tout cela est fluctuant – il y aura des jours avec et des jours sans – et n'a de sens que parce que l'homme vit en société, ce qui implique qu'il n'est pas seul au monde et se soucie de sa place parmi les autres. Parmi eux se trouvent les parents, mais aussi l'être aimé, les amis, les collègues, les anonymes croisés dans la rue. Autant de regards auxquels il faut bien s'exposer, puisqu'il est impossible d'y échapper. Face à la différence, les réactions seront variables. De l'ignorance à la compassion, en passant par l'empathie et la sympathie, la gamme est large. Les entendre, les affronter, c'est sûrement ce qu'il y a de plus éprouvant pour la personne marquée par cette différence. Certaines remarques pourront néanmoins l'aider à se construire, à exister en acceptant ce qu'elle est, ou à réagir pour entamer une « libération ».

Un frein en amour

Souffrir d'un défaut que l'on sait visible aux autres empêche de croire qu'un jour, il sera possible d'être aimé ainsi. Pour une personne complexée, le plus dur reste d'accepter que l'autre porte un regard appuyé sur elle. Or, dans la séduction, le regard occupe une place très importante. Là encore, il est difficile de s'y soustraire. Pourtant, dans une relation amoureuse, les partenaires ne voient peut-être pas la même chose : le défaut de l'un n'est pas forcément considéré comme tel pour l'autre. L'être aimé l'est dans sa globalité, c'est toute sa personnalité qui est recherchée, appréciée, et les défauts en font partie. C'est une vérité qu'on peut mettre longtemps à admettre. Dans une relation sérieuse, cependant, lorsque le conjoint témoigne de son amour, il devient un pilier sur lequel s'appuyer pour aller mieux.

Marie, 28 ans :

« Il me dit que je suis belle. Je ne le supporte pas, ça m'agace. Je vois bien à quoi je ressemble. Me déshabiller, c'est dans le noir, alors qu'il aimerait que je laisse la lumière. Il dit qu'il s'en fiche, qu'il m'aime comme je suis. »

Un frein en société

Dans une soirée comme sur le lieu de travail, la compagnie des « beaux » est recherchée : être vu avec quelqu'un de séduisant est valorisant. Pour Jean-François Amadieu, sociologue, « les beaux sont jugés plus intelligents, plus ambitieux, plus chaleureux, plus sociables, plus équilibrés et moins agressifs. Ce stéréotype conduit à une discrimination dont pâtissent ceux dont l'apparence est moins agréable, car ils seront tenus pour moins intelligents, etc. »[1]

Il suffit d'être un peu différent pour sentir peser sur soi le regard des autres. Un regard compatissant : « Comment faire pour l'aider ? » ; gêné : « Le pauvre... » ; ou méprisant : « Son surpoids, c'est parce qu'il se goinfre ! »... mais rarement un regard neutre ou amical. Dans le cas d'un surpoids, c'est particulièrement flagrant : « À la différence de la taille ou de la calvitie, par exemple, la surcharge pondérale passe, en effet, pour relever largement de la responsabilité de chacun. Les obèses seront donc blâmés personnellement pour leur caractéristique. Pire, ils seront victimes de stéréotypes négatifs et très puissants comme la mauvaise santé mentale, le manque de confiance en soi, ou encore l'absence de volonté. »[2] Alors, un peu bêtes et tous fainéants, les gros ? Les répercussions de telles absurdités sont nombreuses, dans la vie privée comme dans la vie professionnelle.

Un Français sur trois est en surpoids ou obèse

Entre les campagnes de mensuration de 1970 et 2005 portant sur les 5-70 ans, l'IMC a un peu augmenté pour les hommes (de 24,9 à 25,1) et il a très légèrement diminué pour les femmes (de 23,7 à 23,6). La faible variation de la moyenne cache cependant une plus grande dispersion entre les individus. La proportion de personnes en surcharge pondérale, indiquée par un IMC compris entre 25 et 29,9, s'est accrue. L'obésité commence à partir d'un indice de 30. Au total, 44 % des hommes et 27 % des femmes

---

1. AMADIEU Jean-François, *op. cit.*
2. VALET Gilles-Marie, *L'âge de raison, psychologie de l'enfant de 6 à 11 ans*, Larousse, 2007.

sont concernés par l'une ou l'autre de ces situations. Si l'on considère seulement la population de 18 à 70 ans, 26 % des Français sont en surpoids et 8,3 % en situation d'obésité, soit au total 34,3 %.

Source : MERMET Gérard, *Francoscopie 2007*, Larousse, 2006.

L'importance du physique pour « réussir »

Une tête de premier de la classe

Tout commence à l'école. Contrairement à ce qu'on peut imaginer, le premier de la classe n'est ni petit, ni binoclard, ni boutonneux : il serait même plutôt beau. Des études ont montré que les élèves au physique agréable s'attiraient à la fois la bienveillance de leurs professeurs, mais aussi celle de leurs camarades. Dans *Le poids des apparences*[1], Jean-François Amadieu précise même que « cette bienveillance provoque en retour des attitudes positives, et surtout une grande confiance en soi chez ces enfants ». Oui, mais alors, et les autres ? Ceux qui n'ont pas la chance d'être parfaits ? Eh bien, la dynamique semble être la même : « Ceux qui sont rejetés par leurs pairs et mal aimés des enseignants, qui les trouvent moins intelligents et difficiles, se trouveront des compagnons d'infortune qui nuiront un peu plus à leur image… » Les préjugés de l'entourage ont de terribles incidences. Ils sont gentils mais on ne le voit pas, ils sont intelligents mais on n'y croit pas… Un début difficile dans la vie !

La photo sur le CV

Tout comme les enseignants, les recruteurs ne l'admettront pas facilement, mais l'apparence physique joue un rôle déterminant en matière de ressources humaines. Les personnes séduisantes, homme ou femme,

---

1. AMADIEU Jean-François, *op. cit.*

et dont la photo sur le CV reste, qu'on le veuille ou non, un critère de sélection, ont plus de chance de décrocher un entretien, puis un emploi, que les autres. Inconsciemment, recruteurs, clients, collègues sont « convaincus » ou « rassurés » par une personne séduisante. Elle semble confiante, sûre d'elle, apaisée et apaisante, sa compagnie sera recherchée. Le cercle vertueux est à nouveau en place : sa confiance en elle se trouve renforcée, et voilà notre personne séduisante encore mieux armée pour progresser. Les autres, les disgracieux, les gringalets à grandes oreilles seront perçus comme des personnes à problème et, partant, peu sûres d'elles : « Elle est vraiment maigre, elle doit être mal dans sa peau » ; « Non mais t'as vu la grosse ? Elle n'entrera jamais dans sa voiture de fonction ! » Les interprétations et les quolibets qui alimentent les discussions face à la machine à café se nourrissent des imperfections des autres. C'est d'ailleurs une façon pour certains de se rassurer sur leur propre sort. Quoi qu'il en soit, la personne complexée peut être amenée à adopter des stratégies d'évitement ou d'affrontement qui, immanquablement, l'isolent encore plus.

La faute à la norme ?

Mais à quoi ressemble cette beauté, cette « normalité » tant recherchée ? Les sociologues s'accordent à dire que le modèle occidental s'est imposé, par le biais de la publicité et des médias. Ce standard de beauté impose, outre la taille et la minceur, des normes auxquelles il faut correspondre. Par exemple, « les visages d'hommes les plus appréciés offrent un mélange réussi de traits masculins – menton large, os des joues proéminents – et de traits féminins opposés aux stéréotypes de la virilité – yeux larges, petit nez, lèvres charnues ». Pour le poids, il en sera de même : « Une extrême maigreur ou un poids excessif ne seront pas appréciés. » Les femmes se rêvent de plus en plus minces et exigent de leur corps qu'il réponde à la norme. Résultat, dès l'adolescence, elles sont nombreuses à ne pas être satisfaites de leur corps. L'estime de soi est fragilisée, et « l'on peut penser que cette fragilité, induite par une autodépréciation constante depuis l'enfance, joue un rôle dans l'inégalité d'accès des femmes aux fonctions élevées ».[1]

Faut-il changer ?

En avoir la force

On peut être à l'aise pour parler de ce qui nous distingue des autres sans pour autant en assumer toutes les implications. Ainsi, une personne qui souffre d'un problème dermatologique peut sembler vivre sereinement avec ce défaut parce qu'elle en parle librement, sans gêne apparente. Ce qu'elle n'évoque pas en revanche, c'est la souffrance qui y est associée au quotidien. Il est évidemment possible de prendre de front une différence et de vivre avec… à condition d'en avoir la force ! Mais certains défauts provoquent une telle blessure que le seul fait d'envisager de vivre avec devient une souffrance supplémentaire.

> **Juliette, 15 ans :**
>
> « À la suite d'un glaucome mal soigné, mon œil a grossi. J'ai dû avoir recours à une chirurgie esthétique lourde pour le conserver, mais j'ai un creux comme un œil crevé. Je souffre beaucoup de mon nouveau visage. Mon entourage me pousse à me battre et m'incite à en prendre mon parti ! Mais c'est trop dur pour le moment ! »

Être satisfait du changement

La volonté de modifier un élément de soi que l'on n'aime pas peut sembler évidente. Cela implique cependant des modifications de ce qui

---

1. *Ibid.*

constitue la personnalité. Les personnes qui maigrissent parlent souvent de cette nouvelle image d'elles-mêmes à adopter une fois les kilos disparus. Pour les uns, le changement physique est un soulagement immédiat, mais pour d'autres, s'habituer à cette nouvelle personne est une étape troublante.

Sylvie, 45 ans, a perdu 20 kg :

« J'ai eu du mal à me reconnaître. Mon premier choc a été de m'apercevoir dans un miroir dans la rue. Je me suis arrêtée, étonnée par cette vision. Je me suis demandé un instant qui j'étais. Aujourd'hui, je suis inquiète de savoir si mon mari aime celle d'avant ou celle que je suis devenue. »

Changer sa perception des autres

Vouloir changer, c'est vouloir que les autres portent sur nous un regard différent ; mais le changement, au fond, ne peut sans doute venir que de soi. « Changer, donc, c'est d'abord changer de point de vue : sur soi, sur les autres… Et cette mutation fait que, percevant le monde autrement, on y vit différemment. »[1] Ainsi, après une opération de chirurgie esthétique par exemple, une femme se sent plus belle, et l'assurance, la confiance en elle qu'elle dégage vont attirer sur elle des regards qui la conforteront dans l'idée que ces changements sont un bienfait.

La résistance aux changements

Envie de changer ? Il arrive pourtant que ce soit impossible. Les résistances au changement sont parfois plus fortes qu'une volonté avérée d'en

---

1. PONTALIS Jean-Bertrand, *Psychologies Magazine*, Dossier « Jusqu'où peut-on changer ? », septembre 2004.

finir avec les imperfections qui nous gâchent la vie. La peur de l'opération, la crainte de ne plus se reconnaître, de s'exposer à de nouvelles critiques, tout ceci fait que changer ne va pas forcément de soi. Ce type de résistance relève de l'inconscient, c'est un mécanisme de défense qui se déclenche à l'idée de remettre en cause les bases sur lesquelles on s'est construit : le changement qu'on envisage implique de les ébranler. Ces résistances ne sont pas facilement identifiables, elles peuvent se déguiser en prétextes : « Je voudrais me faire opérer, ça changerait ma vie, mais je n'ai pas trop d'argent… » ; « Je me mettrais bien au sport, ça me ferait perdre du poids… Si seulement j'avais le temps ! » Il n'est pas si simple de s'interroger sur nos blocages : certains sont finalement confortables à vivre !

Pierre, 44 ans :

« J'ai vu un médecin pour me guérir de mon bégaiement, il pratiquait l'hypnose. Après quelques séances, j'ai eu le sentiment que mon élocution était plus fluide. J'étais perturbé. Pour moi la solution n'était pas la bonne, j'ai annulé les séances suivantes. Aujourd'hui, je pense que j'ai eu peur de voir mon trouble disparaître. »

La différence : un atout

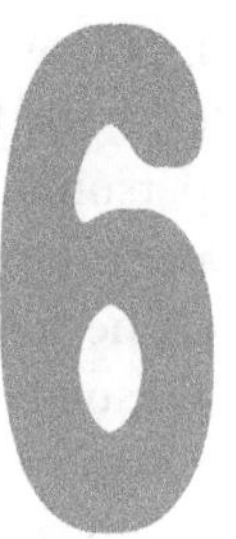

*« Ce que les autres te reprochent,
cultive-le, c'est toi. »*
Jean Cocteau

Les complexes rationnels font partie intégrante de nous-mêmes. Ils peuvent se révéler être un atout : un physique original permet de sortir du lot, une personnalité timide peut adoucir les relations sociales, un besoin de reconnaissance est souvent un moteur. Peut-être ne faut-il pas envisager de lutter contre eux, mais bel et bien de les apprivoiser. La promesse est ambitieuse, mais certainement envisageable.

Poser un regard réaliste sur soi

Accepter d'être vu dans sa globalité

La force du complexe, c'est qu'il parvient à focaliser toute votre attention sur lui. Un moyen de se dégager de son emprise consiste, pour la personne complexée, à accepter d'être vue dans sa globalité. Personne, par exemple, ne regarde que vos mollets, et même s'ils sont un peu gros, ils ne sont qu'une petite partie de vous-même. Vous êtes probablement persuadé que la vue de vos mollets modifie l'opinion des gens que vous rencontrez, mais c'est votre obsession de cette imperfection qui risque de vous inciter à ne regarder que cela chez les autres ! La réalité peut être tout autre. Chaque individu pose un regard différent sur un autre, mais il ne s'attarde pas forcément sur ce défaut qui vous complexe.

Le même sourire pour tous ?

Pour 64 % des Français, le rôle du chirurgien-dentiste au cours des prochaines années se concentrera sur l'esthétique des dents plutôt que la pathologie. Facettes de céramique pour des dents cassées ou des anomalies de l'émail, avec pour objectif un sourire éclatant, éclaircissement pour plus de blancheur... la demande des patients envers « l'esthétique dentaire » est de plus en plus forte. Mais des dents parfaitement alignées pour tous, ce n'est pas pour demain ! Dans de nombreux cas, le dentiste, tout en restant à l'écoute du patient, ne cherche pas à tout « rénover ». D'après le compte rendu du congrès de l'Association française dentaire de novembre 2007, c'est d'ailleurs ce qui distingue l'école européenne de l'école américaine, caricaturée par un sourire « tout facettes ». Contrairement aux tendances observées outre-Atlantique, l'interventionnisme reste, autant que possible, mesuré, avec un respect de certaines malpositions, petites anomalies ou asymétries qui font le charme et le caractère du patient !

Savoir ce que l'on est

Rien ne sert de rêver devenir pilote de chasse quand on mesure 1,90 m et que l'on a un problème de vue ! Attention, toutefois : en matière de compétence, rien n'est définitif. Ainsi, il n'est pas rare d'entendre des gens dire haut et fort qu'ils sont incapables de bricoler ou de faire du théâtre, alors qu'il suffit parfois d'une rencontre ou d'un simple concours de circonstances pour que ce qui semblait irréalisable devienne accessible. En revanche, il faut aussi savoir renoncer à des idéaux impossibles, quitte à envisager des voies parallèles…

Affirmer ce que l'on est

« Je sais faire ceci… » : dans la mesure du possible, essayez de faire la liste des compétences ou qualités que vous détenez et qui vous sont propres, c'est un premier pas vers une meilleure connaissance de soi.

«… Et pas cela ! » : de la même manière, listez les compétences que vous êtes certains de ne pas avoir ; cela permet d'éviter de vouloir être quelqu'un que l'on n'est pas.

Sortir des rôles imposés

Enfant, on s'est entendu dire que la danse n'était pas pour nous. À cause de notre physique, on a renoncé sans se poser plus de questions. Mais plus tard, les envies sont devenues plus fortes, plus nettes, et ce malgré ces « interdits ». Se libérer des contraintes ou des limites que d'autres ont su nous imposer, c'est vivre pour soi, mais également se tourner vers toutes ces qualités que l'on a et qui ont été mises en sommeil… C'est une manière de se délester des « poids » qui nous encombrent et ne nous appartiennent pas. Et si notre vraie personnalité était tout autre que celle que l'entourage nous a collée d'office ? Et si notre idéal était ailleurs ?

Résister aux conseils

Il y a toujours une bonne âme qui pense donner le conseil du siècle. L'objectif est souvent de vous aider, mais personne ne peut trancher pour vous. Résister permet de voir clair dans vos choix. Prenons l'exemple de la coiffure : vous sortez de chez le coiffeur avec une nouvelle coupe de cheveux, et vous rencontrez trois ou quatre amies. Et là, deux solutions : soit on vous trouve « super », soit au contraire, on déteste et on vous le fait savoir. Eh bien, c'est un peu pareil pour tout : peu de gens sont capables de fournir un avis sans mélanger leurs goûts et leurs envies avec les vôtres. Être honnête avec vous-même vous permettra peut-être de trouver seul ce qui vous complexe vraiment, mais aussi ce qui vous satisfait pleinement.

Prendre conscience de l'hérédité

Parfois, ce que l'on est n'est que l'héritage d'une famille. Le poids, la taille, le nez, et bien d'autres caractéristiques physiques se transmettent de génération en génération. Ces « marques de fabrique » font partie de notre identité et nous distinguent comme appartenant à une lignée. En prendre conscience est une façon de mieux comprendre qui l'on est, même si c'est parfois lourd à porter.

Obèse de père en fils ?

Le surpoids des enfants est souvent lié à celui de ses parents : plus de 61 % des enfants de plus de 2 ans considérés comme obèses de degré 2 (selon les courbes de référence d'évolution de l'IMC en fonction de l'âge) vivent dans un foyer avec un parent obèse ou en surcharge pondérale (enquête INSEE). La proportion n'était que de 44 % pour les enfants de poids normal selon les courbes utilisées.

Le milieu social exerce aussi une forte influence. C'est dans les familles de manœuvres et ouvriers spécialisés, ou employés de bureau, que la proportion d'enfants présentant une obésité est la plus élevée (respectivement

96

17 % et 15 %). On y retrouve également la proportion d'obèses de degré 2 la plus importante : plus de 5 %, contre 1,5 % parmi les enfants d'ingénieurs, cadres ou enseignants.

Source : MERMET Gérard, *Francoscopie 2007*, Larousse, 2006.

Identifier ses rêves

Si c'est un rêve, acceptez-le comme tel : il est normal qu'il ne se réalise pas forcément. Vous devrez par exemple faire le deuil d'une chevelure épaisse et ondulée si la vôtre est par nature clairsemée et raide : pour tout ce qui relève du complexe physique, il faut la plupart du temps renoncer. On peut être complexé d'avoir une peau blanche qui ne bronze pas et rougit au moindre rayon de soleil, et devoir ainsi enterrer le rêve de rentrer de vacances avec un joli teint doré. Pour ce qui est des complexes de compétences, voyez si les limites que vous vous imposez sont réalistes ou liées à l'image que vous avez de vous-même : pour vivre avec ses complexes, il est indispensable d'accepter ce que l'on n'est pas. Avec le temps et les années, les regrets se dissipent : à force de patience, on apprend à vivre avec soi. Les expériences et les rencontres permettent de découvrir que les individus ne se résument pas à leurs apparences. Beaucoup de gens le concèdent : « J'avais des complexes, mais j'en ai moins… » Ainsi, le fait de reconnaître qu'on n'a pas pu devenir pianiste par manque de talent n'empêche pas d'adorer la musique et de se mettre au piano une fois à la retraite, sans pour autant avoir des velléités de concertiste : on a identifié le rêve, l'obstacle et le complexe, et on en tire le meilleur parti possible.

Remettez vos rêves à leur place

Apprenez à déterminer pourquoi vos rêves ne se sont pas réalisés. Notez-les tous et, en face, inscrivez les raisons (physiques, financières, psychologiques, géographiques, etc.) qui s'opposent ou se sont

97

opposées à leur réalisation. Vous constaterez sans doute que, si certaines de vos aspirations sont demeurées à l'état de rêve, c'est que bien des obstacles s'opposaient à leur réalisation, obstacles dans lesquels votre complexe n'avait aucune part. Et peut-être cet exercice sera-t-il également l'occasion de vous dire que, tout compte fait, certains des rêves listés demeurent à votre portée !

Les solutions qui viennent de nous

Jouer la transparence

Chercher à se cacher derrière une autre personnalité que la sienne, porter des chaussures compensées quand on est petit, ne se vêtir que de noir quand on est fort : autant d'astuces qui permettent d'éviter que le regard des autres soit insistant. Bien sûr, il est plus facile de vivre sans surpoids ou sans être obligé de se mettre sur la pointe des pieds pour dire bonjour. Mais afficher ses différences, c'est aussi dire qui on est, c'est révéler une part de soi qui peut toucher les autres. L'exemple des ongles rongés est en cela révélateur. En effet, beaucoup de gens se rongent les ongles, et certaines femmes choisissent de les cacher en collant de faux ongles. Le fait de voir des ongles rongés, c'est apercevoir une part de l'intimité de quelqu'un, c'est surtout constater une « faille ». Mais, comme le fait de rougir, ce n'est pas forcément honteux. Même si l'uniformité est la règle, la différence reste ce qui fait la personnalité des uns et des autres et, bien souvent, attire la sympathie.

Elisabeth, 46 ans :

« Je n'ai jamais pensé à teindre mes cheveux poivre et sel. J'aime assez. Je m'habille avec beaucoup de couleur. Je me maquille peu. Je crois que c'est mon style. Je pense même que j'affiche ainsi ma personnalité et mon genre. »

Les cheveux blancs s'affichent

Si, chez l'homme, ils sont le signe de la maturité et de l'expérience, du côté des femmes on entend plus souvent parler de teinture et de coloration pour lutter contre ce que l'on considère comme la marque de l'âge. Mais les temps changent, et la haute couture a donné le ton. Ainsi, le top-modèle Marie Seznec a été repéré par Christian Lacroix dans les années 1980. Elle a d'ailleurs déclaré dans le magazine *Le Monde 2* du 24 février 2007 : « Je n'avais ni la taille, ni le profil pour être mannequin ; ce sont mes cheveux qui ont fait mon succès. » Françoise Hardy, chanteuse, affiche quant à elle la couleur depuis déjà plusieurs années. Les femmes aux cheveux blancs sont aujourd'hui de plus en plus nombreuses, même si elles doivent encore quelquefois justifier leur décision dans une société qui lutte contre les marques du vieillissement.

S'accorder de l'importance

Le complexe ne doit pas envahir votre vie. S'il occupe et mobilise toute votre attention, vous finirez par oublier de prendre soin de vous et de tout ce qui vous plaît. S'accorder de l'importance, c'est faire un pied de nez au complexe. Chacun a des potentialités, il faut les montrer. On peut par exemple oser prendre la parole, dire ce que l'on pense, se montrer, s'exposer. Il s'agit de se mettre en avant, de s'imposer aux autres dans son ensemble et en mettant de côté son complexe. Cette mesure permet de se respecter, et c'est probablement la meilleure voie pour s'assumer.

Lucie, 32 ans, 82 kg :

« Je préfère être bien avec mon poids plutôt que maigre et mal. Et j'en connais des filles toutes sèches et pas pulpeuses ! Moi, j'aime rire, m'amuser. J'ai pris conscience de cela lors d'une soirée organisée par un site Internet. Cela m'a aidée. Je me sens belle avec mon poids et en plus, les hommes aiment mes formes. »

S'appuyer sur des expériences positives

Un certain nombre d'événements liés au complexe offrent des expériences positives qui peuvent servir de tremplin. Ainsi, une femme de 100 kg, en maillot de bain sur une plage, est abordée par une autre femme : « Vous êtes courageuse de vous mettre en maillot, j'ai pris du poids et je vis cloîtrée dans mes vêtements, je me prive de baignade avec mes enfants. Votre exemple est extraordinaire ! » Au fond, même si le fait de se mettre en maillot de bain est difficile, l'échange et les encouragements reçus par cette femme se présentent comme une expérience positive. Bon nombre de personnes complexées imaginent qu'il faut à tout prix nier et combattre le complexe, mais la vie est faite de toutes ces différences, et les messages et actions optimistes sont bénéfiques. Dans l'avenir, les expériences réussies, comme ici se mettre en maillot de bain, peuvent servir à retrouver des sensations agréables et à renouveler l'opportunité de vivre un moment semblable.

Se fixer des objectifs raisonnables

Dans la mesure où le complexe est mesurable et palpable, l'une des solutions pour ne plus le vivre comme une souffrance consiste à se fixer un objectif destiné à l'enrayer. Ce type de prise en charge de son complexe est plus particulièrement applicable aux problèmes de poids. Se dire « cette semaine, je perds un kilo ! » paraît possible. Attention : il est essentiel de se fixer un objectif réalisable. En effet, le complexe s'enracine avec d'autant plus de vigueur qu'il semble inébranlable. Il faut par exemple éviter de prendre pour modèle le corps d'une femme dans une publicité : les retouches numériques sur la photo ont permis de gommer toutes les imperfections pour créer une image en dehors de la réalité, mais belle à voir. Vouloir quelque chose peut être agréable, mais s'imposer un objectif inatteignable peut vite devenir un poids, source de déception. D'où l'importance de se fixer un objectif raisonnable qui permette de mobiliser ses forces et son énergie vers un but précis. En outre, on se sent alors maître d'une situation dont on est l'artisan.

Renoncer à un idéal irréaliste

Bien souvent, l'idéal est impossible à atteindre. Pour Christophe André et François Lelord, « tout se joue entre le *je souhaite* et le *je dois* »[1]. Si l'on veut devenir avocat et que l'on met tout en œuvre pour y parvenir, mais que l'on échoue en s'apercevant que ce métier ne nous correspond pas, on peut alors envisager une autre carrière. En revanche, si on suit cette voie par devoir (parce qu'on vient d'une famille de juristes), l'échec sera vécu comme une souffrance. Comprendre ce qui nous motive et pourquoi on choisit de s'engager dans une voie, parfois en s'acharnant, permet d'assouplir nos idéaux.

Gérer les déceptions

Le rêve et les envies sont normaux et indispensables. Encore faut-il qu'ils soient motivés par des réalités ! Certains espoirs sont par excellence voués à demeurer des rêves, même si l'environnement ou l'entourage peuvent amener à croire le contraire. Ainsi, à en croire les émissions de télé-réalité, on peut tout à fait envisager de devenir chanteuse même si l'on est corpulente et que l'on n'a pas un physique de rêve. Mais dans les faits, il est plus réaliste de se lancer dans ce genre d'aventure avec un peu de voix et beaucoup de travail ! Dans tous les cas, il faut être capable de gérer la déception de voir son rêve se dissiper. Comprendre les limites de ses idéaux est une étape indispensable pour relativiser son complexe, et permet de ne pas être trop déçu.

---

1. ANDRÉ Christophe, LELORD François, *L'estime de soi*, Odile Jacob, 2001.

Confier son corps à un professionnel

Faire appel à un praticien pour modifier ce qui nous gêne peut apparaître comme « la » solution. Consulter un dermatologue en cas d'acné ou de boutons disgracieux, ou pour faire disparaître certaines taches, est susceptible d'apporter un soulagement. De la même façon, on peut trouver un véritable soutien auprès d'un diététicien qui va veiller au bon équilibre de votre alimentation, ou d'un nutritionniste en cas de problèmes de poids. Autant de « mains expertes » auxquelles confier son corps, et qui peuvent apporter un réconfort immédiat. Mais parfois, cela ne suffit pas : les boutons reviennent ou le poids est impossible à stabiliser.

Estelle, 30 ans :

« À mon âge, j'ai encore mes dents de lait. Le dentiste m'a confirmé que rien ne changerait. J'ai donc toujours souri sans spontanéité, en pensant à ma dentition. Dès l'adolescence, j'ai toutefois pris la décision de porter des prothèses. Puis je me suis fait refaire les dents à 20 ans. C'est vraiment agréable de sourire et rire sans arrière-pensée. »

Les spécialistes du bien-être

Au sein d'un cabinet d'esthétique, les soins du corps sont agréables et permettent de se laisser aller en se « vidant la tête ». Côté maquillage, l'esthéticienne est la personne la plus à même de vous conseiller sur ce qui vous met en valeur ou au contraire ce qui risque d'accentuer certaines disgrâces. Elle peut aussi vous proposer une manucure : un vrai plus pour masquer les ongles rongés ! Enfin, chez le coiffeur, vous offrir une coupe de cheveux ou un brushing peut donner un coup de fraîcheur et vous faire oublier pour un temps ce défaut dont est issu votre complexe.

Une activité pour se faire du bien

Le fait de pratiquer une activité permet de prendre du bon temps et même, parfois, de progresser dans un domaine spécifique. Par exemple, tricoter au point mousse peut sembler difficile pour les débutants, mais il suffit de commencer par faire une écharpe plutôt qu'un pull en jacquard ! Pour beaucoup d'activités, c'est la même chose. Prendre du plaisir sans se préoccuper de ses compétences permet de ne pas focaliser sur son complexe. On dépasse les limites que le complexe nous impose et, dans l'action, il passe au second plan.

Patricia, 45 ans :

« J'ai arrêté de travailler à la naissance de mes enfants, je voyais beaucoup de mamans occuper leur temps libre avec des travaux manuels. Pour moi, cette voie était impossible à envisager, je souffre d'arthrite chronique, j'ai les mains déformées. Et puis un jour, je suis allée assister à un cours de peinture. Chacun pouvait faire ce dont il avait envie. On travaillait les textures, les patines, les effets. Je me suis régalée. Je réalise mes propres créations et pourtant, je n'ai pas un coup de crayon, comme on dit. Aujourd'hui, j'ai monté une société et vends mes productions. »

Éviter de se comparer

Il existe toujours des gens plus heureux que nous, à qui tout semble sourire. Une fois ce constat établi, à quoi sert-il de le ressasser ? Se placer dans une position de victime n'aide pas à avancer et, au contraire, isole encore plus. Cette attitude ferme la porte à toute aide possible. Qui aura envie de parler ou de tendre la main à une personne qui se plaint constamment et n'envisage pas d'aller mieux ? Cela ne signifie pas qu'il faille garder le silence sur son complexe : il s'agit simplement, quand vous en faites état, de ne plus vous positionner par rapport aux autres.

Se parler positivement

Le premier des coachs, c'est soi ! Vous êtes la personne la mieux placée pour vous dire des choses positives, vous encourager, reconnaître vos réussites, distinguer vos performances, autrement dit : changer votre discours interne. Il est toujours bon de se répéter des petites phrases positives du genre : « J'ai des compétences, je sais me mettre en valeur, j'ai de l'allure. » Savoir apprécier ses qualités sans en rajouter, c'est déjà se faire du bien. À l'inverse, le fait de s'autocritiquer constamment amène à se convaincre que l'on est moins bien que les autres. L'attention se concentre sur les aspects négatifs de la personnalité, et ces derniers dictent les conduites de la personne. « Je ne peux pas me permettre d'être comédienne à cause de mon physique atypique »… Pourtant, les exemples ne manquent pas pour démontrer qu'un physique atypique peut aussi servir un rôle et lancer une carrière ! Changer son discours en le programmant positivement donnerait alors : « Je compte utiliser mon physique pour obtenir ce rôle. »

La chirurgie réparatrice indispensable ?

Le recours à la chirurgie esthétique est-il opportun ? Le complexe peut-il disparaître si l'on se fait opérer ? Modifier son corps, est-ce la solution ?

Il existe aujourd'hui une multitude de soins esthétiques : gommage des rides, gonflement des lèvres, épilation définitive, rhinoplastie, mammoplastie… Ces soins esthétiques sont proposés par des dermatologues, des plasticiens ou des centres d'esthétique. Dans l'imaginaire collectif, la chirurgie esthétique est souvent associée à des soins « futiles ». Pourtant, derrière ces actes, c'est bien souvent à une souffrance réelle que le praticien répond. Plus que l'image du corps, c'est quelquefois le corps lui-même que l'on cherche à soigner. Dans le cas de complexes rationnels, c'est-à-dire visibles aux yeux des autres, la chirurgie, qu'elle soit plastique ou esthétique, répare ce corps qui fait souffrir.

Chirurgie plastique ou esthétique ?

La chirurgie plastique ou reconstructrice est purement médicale. La chirurgie esthétique, quant à elle, est une branche de la chirurgie plastique qui s'adresse aux patients ne présentant pas de pathologies médicales. Elle traite l'ensemble des disgrâces physiques affectant, entre autres, le nez, la bouche, les oreilles, les seins, ou encore celles liées au vieillissement.

La chirurgie qui soigne

La palette des disgrâces auxquelles on souhaite remédier est large, et les progrès de la chirurgie réparatrice offrent de véritables solutions aux problèmes des patients traités. Des artisans de la plastique réduisent des anomalies ou imperfections physiques manifestes : atténuation de cicatrices, diminution de naevi (grains de beauté), otoplastie (chirurgie des oreilles)… La liposuccion, de plus en plus pratiquée, est un procédé qui permet de corriger les anomalies de la silhouette. L'intervention consiste à insérer une canule métallique de la taille d'une aiguille à tricoter dans les zones adipeuses et à aspirer les cellules graisseuses. Un exemple un peu moins courant de chirurgie réparatrice est la cure de gynécomastie, qui consiste en l'ablation de la glande mammaire pour les hommes présentant une hypertrophie à ce niveau. Ce type d'intervention soulage la souffrance psychologique liée à l'allure féminine que confère la présence de seins pour un homme.

Les limites de la chirurgie

La chirurgie ne résout pas tout ! Elle ne peut, par exemple, vous permettre de suivre la mode : elle est impuissante à uniformiser les physiques. La tendance est aux dérivés de toxique botulique pour diminuer les rides, notamment au niveau du front et autour de l'œil, et aux liftings en tout genre. Le risque ? Un visage figé, inexpressif, où ni la colère ni la joie ne s'affichent. Quand l'intervention n'est pas réussie ou que les produits sont mal dosés, les rides sont certes comblées, mais au prix d'un visage sans vie. « Redonner un visage qui ne bouge pas est aller à l'inverse de la conception d'esthétique que nous défendons, qui est de toujours sauvegarder le naturel », affirme le docteur Vladimir Mitz[1]. Parfois, la joie et le bonheur se lisent sur le visage de ceux qui sont soulagés par une intervention. Mais il précise que si l'action sur un corps peut le rendre « un peu mieux proportionné, nous n'avons aucun moyen de rendre un individu plus gracieux, plus séduisant, plus libre de son énergie ».

Une demande plus ou moins claire

Tout passe par une bonne écoute entre patient et praticien. En consultation, les masques tombent. Par ses questions, le praticien aide le patient

---

1. Mitz Vladimir, *Chirurgie esthétique, les conseils d'un chirurgien*, Éditions du Cygne, 2006.

à exprimer sa gêne, à réfléchir sur sa demande. Derrière un grand nez qui handicape, c'est souvent une souffrance qui se cache. Pas de différence dans ce cas entre une chirurgie réparatrice ou esthétique. Le besoin de « soigner » est le même. La démarche qui consiste à se livrer, à tout raconter est d'autant plus efficace qu'il n'y a pas de pathologie physique. La chirurgie esthétique renvoie à des notions existentielles : la vie, la vieillesse, la mort. Quelqu'un qui veut se faire refaire la poitrine à cause de seins inexistants doit se demander quelles sont les motivations, les raisons qui la poussent à s'engager dans ce processus. Est-ce l'envie d'être « comme les autres » ? Ou encore, à quoi correspond l'envie de se faire refaire des paupières tombantes ? Est-ce par peur d'être vue comme une vieille femme ? Le docteur Vladimir Mitz distingue différents types de patients : ceux qui ont une demande très claire « sont de bons patients parce qu'un geste très précis leur donnera satisfaction. Il est plus compliqué d'avoir affaire à un patient qui ne sait pas trop ce qui ne va pas chez lui... Quelle que soit l'opération pratiquée, il y aura toujours quelque chose qui ne conviendra pas »[1]. La prise en compte de la douleur que le patient exprime est un indicateur sur sa demande. Ainsi, les entretiens préalables à une opération pour recoller les oreilles des enfants permettent de déceler le degré de souffrance que vivent ceux-ci... et parfois leurs parents.

Marion, 56 ans, vit seule avec sa fille :

« J'envisage régulièrement de faire une nouvelle opération pour me redonner confiance. Mes deux ex-maris aimaient les femmes jeunes. Je veux vieillir bien. J'ai commencé les opérations il y a quinze ans. Je passe beaucoup de temps à prendre soin de moi. Ma fille trouve que je finis par être obsédée par mon physique.

---

1. *Ibid.*

Mais je le fais en espérant chaque fois que la rencontre amoureuse sera au rendez-vous... Ce n'est pas forcément le cas et, rapidement, j'ai envie de changer autre chose. »

Le rêve impossible ?

Les motivations des individus qui choisissent d'avoir recours à la chirurgie esthétique sont personnelles et liées à tout ce qui a contribué à faire la vie de chacun. On peut citer les cas d'une femme délaissée par son mari qui souhaite faire un lifting ; d'une mère qui demande une intervention pour sa fille parce qu'elle ne veut pas la voir souffrir, comme elle-même, d'une bosse sur le nez ; d'un homme qui veut voir disparaître ses poches sous les yeux parce que, pense-t-il, elles sont la marque d'une personne trop « usée » pour le marché du travail. Toutes les motivations ont une histoire et sont probablement associées à des certitudes sur ce que doit être l'apparence physique. Le rôle du chirurgien est de constater qu'il n'y a pas d'impossibilité ou de risque à pratiquer une intervention. Il est aussi, comme nous l'avons dit, d'être à l'écoute, car le risque d'une opération « ratée » est bien réel. Le geste aura beau être parfait et précis, le patient ne sera pas satisfait pour autant si, au fond, sa demande était ailleurs. Le risque est alors de le voir sombrer dans une détresse encore plus grande. Derrière une demande explicite, derrière ce corps spécifique, c'est autre chose qui se cache. Il est probable que le patient rejettera la faute sur le chirurgien et poursuivra sa route, d'interventions en interventions, ce qui constitue une fuite en avant pour ne pas chercher ailleurs la solution. Rien d'étonnant à ce que certains chirurgiens proposent une collaboration avec un psychologue...

Mathilde, 37 ans :

« J'ai vécu des choses difficiles. Je souhaite faire disparaître les stigmates de la souffrance, mon visage est triste. Mon chirurgien m'a proposé de consulter un psychologue. Mais dans un premier temps, je préfère gommer les marques de la douleur. Les poches sous les yeux, le poids que j'ai pris… J'ai l'impression d'avoir vingt ans de plus que mon âge. J'envisage même de faire pratiquer une liposuccion pour retrouver une silhouette convenable. Après, on verra. »

Premier rendez-vous avec un chirurgien esthétique : ce qu'il faut savoir

Après une phase d'écoute et de dialogue, le chirurgien va établir plusieurs diagnostics.

- Un diagnostic d'efficacité du geste : observation de la texture de la peau, de l'ossature, du degré d'adiposité… Pour voir quelles chances l'opération a de réussir.
- Un deuxième diagnostic lié au « naturel » : le résultat apparaîtra-t-il comme naturel ?
- Un diagnostic des inconvénients : la taille et l'emplacement des cicatrices.

Puis il étudie les diagnostics et informe le patient des risques possibles et des complications médicales éventuelles.

Les thérapies pour se sentir mieux

Une autre solution

Faire appel à un chirurgien pour modifier ce qui nous gêne est possible : le recours à la chirurgie esthétique, nous l'avons vu, peut apparaître comme la « bonne » solution. Cependant, quand l'apparence physique ou les blocages ne sont plus vécus comme de simples malaises, mais comme une souffrance qui gâche la vie, quand des régimes à répétition, voire une opération chirurgicale n'ont servi à rien et que le comportement même s'en trouve affecté (isolement, inhibition…), l'aide d'un spécialiste peut s'avérer nécessaire. Une psychothérapie, longue ou brève, permet d'engager une réflexion sur soi et d'aider à mieux se connaître, à dénouer ses souffrances… Ce travail, indispensable pour aller vers l'acceptation de soi, n'exclut pas ensuite d'avoir recours à une opération ou à des soins qui touchent au physique. Pour autant, il est difficile de choisir la bonne approche dans un domaine qui ne cesse de s'élargir.

Le travail en groupe

Plus forts à plusieurs ? En tout cas, il est parfois plus facile de parler avec des gens qui ressentent la même gêne et partagent la même douleur. Entre personnes qui se ressemblent, qui traversent les mêmes difficultés, qui sont confrontées à un quotidien semblable, il n'y a pas de jugement. Pour beaucoup, les histoires des autres seront un réconfort, ou simplement une façon de se libérer d'un poids.

Les groupes d'entraide

L'objectif de cette démarche est de donner aux participants un espace de parole afin qu'ils puissent exprimer dans l'anonymat leurs sentiments et leurs émotions. C'est le principe fondateur des AA (Alcooliques anonymes) ou encore des BA (Boulimiques anonymes). La rencontre de personnes inconnues mais qui partagent le même problème permet à chacun d'exprimer ce qu'il vit, de faire part de ses expériences et de se rassurer sur le fait qu'il n'est pas le seul à traverser ces difficultés et, pour finir, qu'« ensemble, on peut s'en sortir ». L'entraide et la sollicitude du groupe sont de réels soutiens. Ces groupes sont particulièrement indiqués pour le traitement des addictions (drogue, sexe, troubles alimentaires…). L'une des premières étapes consiste à admettre son problème. Ensuite, les expériences des autres et leurs exemples servent à chacun des membres du groupe pour dépasser son addiction.

Élise, 38 ans :

« Avant, je ne mettais pas de talons. Mais maintenant que je fais partie d'un groupe de personnes de grande taille, j'en porte ! La première fois, lorsque tout le monde s'est levé en même temps pour quitter la permanence, j'ai ressenti un profond bien-être de me trouver presque petite parmi toutes ces personnes. Aujourd'hui, chaque fois qu'on me fait une réflexion dans la rue, je me sens plus forte, car je sais que je ne suis pas la seule dans ce cas ! J'ai eu un peu de mal à venir m'inscrire, c'est difficile d'arriver seule. Mais je me trompais, j'aurais dû venir plus tôt ! »

Une nouveauté : sites et forums d'échange sur Internet

Un peu de chaleur, un peu de réconfort, mais aussi des réponses : voilà ce que viennent chercher les personnes en surpoids auprès de sites Internet qui leur sont entièrement consacrés. Des sorties, des débats, des forums de discussion, mais aussi de bonnes adresses pour s'habiller sont proposés. Les différents témoignages lus sur ces sites confirment le sentiment d'isolement ressenti et le besoin de s'entourer de personnes semblables. Chaque personne complexée explique comment elle s'est créée, petit à petit, une carapace qui la protège, mais aussi l'éloigne des autres, alors qu'à l'intérieur, tout n'est que sensibilité. Cette image de cuirasse est souvent reprise. Parler de son complexe avec des personnes dans la même situation permet alors de briser un peu cette protection, de s'ouvrir aux autres, d'affronter leur regard. Chacun est libre de s'inscrire, et l'anonymat est respecté si la personne le souhaite…

Les thérapies brèves

Les approches présentées ici visent le changement à court terme. Le travail porte sur un symptôme qui occupe une place centrale. C'est lui qui gêne le quotidien, qui « pourrit » la vie. L'objectif est alors d'en atténuer les effets négatifs ou même de les faire disparaître. Très efficaces lorsqu'il s'agit d'un problème ponctuel, d'une période difficile à passer (licenciement, deuil…), elles sont aussi un moyen de répondre à un manque d'estime de soi.

Les méthodes les plus connues sont les thérapies comportementales, la programmation neurolinguistique (PNL), la sophrologie et l'hypnose ericksonienne. Elles peuvent s'échelonner sur des périodes allant de six mois à deux ans, à raison d'une séance par semaine.

Les thérapies comportementales

Les thérapies comportementales aident le patient à surmonter dans sa vie quotidienne ses sources d'angoisse ou de phobie, par exemple la peur de prendre l'ascenseur. Elles passent par un important travail de préparation avec le thérapeute avant une phase d'exposition. Certains thérapeutes accompagnent physiquement le patient dans cette démarche.

La séance : Le psychothérapeute aide à réfléchir à ce que l'on est. La relaxation permet par exemple, lors de ces séances, de prendre conscience de certaines sensations corporelles. Le processus va même jusqu'à inciter le patient à se comparer aux autres, pour renoncer à des rêves impossibles. Après toute cette réflexion, tout ce dialogue, vient la phase d'affirmation de soi, qui est sûrement la plus difficile. Il s'agit alors d'exercices concrets, de mise en application. Par exemple, entrer dans l'ascenseur…

La programmation neurolinguistique (PNL)

La PNL propose des techniques de communication permettant d'augmenter la confiance en soi et d'arriver face à une situation en ayant mis tous les atouts de son côté. Il s'agit d'apprendre à voir les choses objectivement, de savoir où l'on se situe. L'objectif est, entre autres, de se placer dans la peau de son interlocuteur pour appréhender ses propos autrement et ne plus prendre toutes les remarques blessantes, par exemple, pour soi.

La séance : Le patient devient acteur de jeux de rôles qui ont pour trame des situations difficiles ou délicates qui lui ont posé problème. La reformulation des paroles énoncées, le recadrage, la relativisation d'une parole, d'un acte ou d'un événement aident à ne plus tout prendre pour soi et surtout, contre soi.

La sophrologie

Très proches de l'hypnose, les techniques de sophrologie permettent d'agir sur les différents niveaux de conscience. La conscience est ce qui fait agir. Là encore, il s'agit d'offrir à la personne la possibilité d'accéder à de nouvelles capacités d'adaptation. Pour y arriver, il existe un certain nombre de techniques et de méthodes dont il ne s'agit pas de faire le descriptif ici ; sachez simplement que toutes visent à l'équilibre entre émotions, pensées et comportements.

La séance : Le patient est placé dans un état de relaxation physique et mentale, seul ou en groupe ; selon les praticiens, il vous est demandé d'effectuer des mouvements dynamiques, ou au contraire des gestes lents.

L'hypnose ericksonienne

« Faites confiance à votre inconscient. » Cette phrase du docteur Milton H. Erickson (1901-1980) résume à elle seule le fondement de cette technique d'hypnose à laquelle il donnera son nom. L'état hypnotique aide à découvrir ce qui se cache derrière un comportement gênant (mental ou physique). Des souvenirs sont refoulés dans l'inconscient, qui émergent alors par le biais de l'hypnose. C'est une façon d'arriver à écouter ce que l'on s'est caché jusque-là. Communiquer avec son inconscient permet d'instaurer des changements et d'installer d'autres habitudes et des comportements plus constructifs.

La séance : Après un long entretien, le thérapeute demande au patient de fermer les yeux, de l'écouter et de se concentrer sur sa voix. Progressivement, la notion du temps et de l'espace s'estompe. Le patient entame un voyage vers son inconscient, il visualise des images, ressent des émotions ; bref, il lâche prise. Le réveil est le même qu'après un rêve profond…

Rien de mystérieux ou de mystique dans tout cela : chaque être humain alterne des périodes d'éveil et de relâchement, où les perceptions du temps et de l'espace semblent là aussi modifiées.

Les thérapies de moyenne durée

Entre thérapies brèves et psychanalyse, ces psychothérapies dites « de moyenne durée » s'attachent au symptôme et à un changement possible, mais elles prennent également en compte le passé de la personne dans la mesure où celui-ci a pu avoir une influence sur la vie présente.

Les techniques les plus pratiquées sont l'analyse transactionnelle, le Gestalt et la thérapie familiale. Elles peuvent s'échelonner sur une durée de trois à cinq ans environ, à raison d'une séance par semaine.

L'analyse transactionnelle

Pour l'analyste transactionnel, notre « moi » est composé de trois aspects : l'enfant (que l'on était), le parent (que l'on a eu) et l'adulte (que l'on est devenu). Ces différents états ne fonctionnent pas toujours harmonieusement. L'enfant que l'on était, trop timide par exemple, a pu se heurter à des parents « persécuteurs » (« Allez, chante-nous une chanson ! ») ; par conséquent, l'adulte que l'on est aujourd'hui ne peut même plus prendre la parole devant les autres. L'analyse transactionnelle permet de prendre conscience de ce fonctionnement psychologique et de libérer l'enfant que l'on était pour aider l'adulte à se construire.

La séance : Le thérapeute passe un « contrat » avec le patient. Il s'agit de se fixer un objectif et de trouver le moyen d'y parvenir, par le biais de l'échange verbal. Le thérapeute guide le patient.

Gestalt

Cette thérapie part des expériences vécues par le patient, décortique le comportement qu'il a eu face à une situation – il faut par exemple chercher pourquoi on a dit ou réagi de telle façon à tel moment. Elle souligne la responsabilité de l'individu et accorde de l'importance au ressenti émotionnel : qu'a-t-on éprouvé, quelles sensations a-t-on eues, etc. Cette prise de conscience permet alors de révéler une façon de fonctionner, et rend possible l'assimilation de nouvelles façons de faire.

La séance : Le thérapeute, en séance individuelle, est très présent et attentif à ce qui se dit. Il observe le patient qui raconte, ou encore l'aide à raconter (mise en actes, dessins, modelages…).

Thérapies familiales

Les membres d'une même famille sont en interaction constante les uns avec les autres. Il existe trois formes de thérapies familiales : la multifamiliale (la thérapie multifamiliale, ou TMF, consiste à rassembler dans un contexte thérapeutique plusieurs familles autour d'une pathologie donnée), la psychanalytique (elle permet plus particulièrement d'effectuer un travail sur la communication, la verbalisation des affects) et la systémique. Dans ce dernier cas, la famille est considérée comme un « système ». L'objectif est de permettre à chacun des membres d'évoluer dans un environnement plus souple. Le patient qui souffre est « le porte-symptôme », c'est souvent par lui que démarrent les soins.

La séance : Un ou deux thérapeutes vont voir en consultation tous les membres d'une même famille. Par des échanges verbaux, ils vont chercher à comprendre le fonctionnement de cette famille pour déceler les dysfonctionnements à l'origine du trouble dont souffre le patient.

Les thérapies longues

Comme leur nom l'indique, il s'agit là d'un travail de longue haleine. Ce terme englobe les différentes écoles psychanalytiques, c'est-à-dire freudienne, jungienne et lacanienne. Quel que soit le courant choisi, l'objectif de ces approches est de pousser le patient à découvrir au plus profond de son inconscient la source de ses souffrances. Tout est basé sur la compréhension du symptôme, et l'analyse du passé occupe une place prépondérante. Les séances sont de l'ordre de deux à trois par semaine, et le travail peut durer des années…

La séance : Allongé sur un divan, le patient est invité à revivre des émotions, à exprimer un ressenti, à verbaliser ses pensées. Il se laisse porter par les associations que lui inspire sa parole. Le psychanalyste va en donner une interprétation, qui peut être toute simple. Mais en règle générale, l'analyste intervient peu, et il ne faut guère s'attendre à des conseils. Parfois, même, il ne dira rien.

Si la séance a lieu en face à face, elle se déroule sur les mêmes principes, mais l'intervention du thérapeute est plus fréquente.

Dans la pratique, il faut, lors du premier rendez-vous avec le psychanalyste, lui demander ce qu'il propose, lui poser des questions claires sur la façon dont vont se dérouler les séances.

116

TROISIÈME PARTIE

Les complexes de comparaison

Une place dans la société mal assumée

Se comparer aux autres est inévitable. Au travail, entre amis, en famille, on a besoin de savoir ce que l'autre est devenu, de voir s'il a réussi, si ses enfants sont de bons élèves, si sa maison est belle… Tout cela fait partie des sujets de conversation. Pour certains, il s'agit d'un simple échange, mais pour d'autres, pour ceux qui souffrent d'un sentiment d'infériorité, ce type de discussion engendre des complexes. Souffrir d'un complexe de comparaison, c'est imaginer que les autres ont des qualités supérieures aux siennes. C'est aussi avoir la conviction qu'ils ont mieux réussi, ou encore se mettre à avoir honte de son milieu social. Il existe des environnements qui favorisent la naissance du complexe, comme l'univers de l'entreprise, les soirées mondaines, les rassemblements sociaux où chacun veut se montrer sous son meilleur jour. Il existe aussi des typologies de personnes qui donnent des complexes : très sûres d'elles, parlant fort, elles regardent les autres de haut, bien que le plus souvent elles n'en aient pas conscience. Face à elles, le complexe empêche de réagir et même, parfois, d'être soi-même. Autant de perceptions subjectives qui gâchent la vie si on se laisse dominer. Se libérer du poids des autres permet de tirer le meilleur parti de chaque relation. La comparaison peut alors devenir un moteur.

Se construire avec les autres

Le fait d'être regardé permet d'exister. Les parents sont les premiers à porter un regard sur leur enfant. Ensuite vient la famille élargie, puis les amis, les connaissances et, plus tard, les collègues, mais également les inconnus croisés au gré des besoins ou des rencontres. Tous se regardent, s'observent, plus ou moins attentivement, plus ou moins consciemment. Ce comportement est normal et fait partie de chaque individu. Mais tout dépend ensuite de la « qualité » de ce regard. Il peut être interrogatif : « Comment fait-il pour avoir une si belle voiture ? » ; envieux : « J'aimerais bien avoir la même voiture que lui » ; neutre : « Il a une belle voiture. » Que ce soit souhaité ou non, l'individu se situe très souvent par rapport à un autre. Il compare ce qu'il est par rapport à l'autre et se satisfait de ce qu'il constate ou, au contraire, s'en rend malade.

Le besoin de reconnaissance

Découvrir son petit monde

Tout petit, le bébé prend contact avec son environnement extérieur par le regard, l'odorat, le toucher, l'ouïe et le goût. Il reconnaît l'odeur de sa mère et la voix de son père. Plus tard, il apprend à différencier les gens qui l'entourent. Il passe par des moments de crainte particulièrement intense comme la fameuse « crise des huit mois », période précédant la prise de conscience de la permanence de l'objet. Il est angoissé de voir sa maman partir et effrayé par les nouvelles personnes qu'il découvre. Il fait alors l'apprentissage de ses peurs. Les jeux que lui invente son entourage l'habituent à voir disparaître puis réapparaître un objet ou un individu. Il apprivoise ses craintes. Ses parents sont alors à ses côtés pour accompagner ses petites expériences. L'enfant apprend ensuite à utiliser son corps, il explore son territoire, à commencer par son lit. Là encore, ses parents, qui découvrent avec lui ses compétences, l'encouragent et lui donnent confiance. Toutes ces expériences de la petite enfance contribuent à mieux appréhender le monde. Mais à ce stade déjà, certains ont besoin de temps, d'autres de calme ; d'autres encore foncent sans crainte.

L'enfant rassuré

Les capacités des enfants sont celles auxquelles croient les parents. « Tu peux essayer de faire cela, tu vas y arriver, veux-tu réessayer ? » Rassuré, l'enfant repart à la conquête du monde. Là encore, ses parents l'accompagnent, l'empêchent de se blesser, de prendre des risques. À l'école, il rencontre d'autres enfants et commence à observer leurs comportements. Le rôle des parents est alors de l'aider à aller vers les autres. Il prend conscience des différences et fait peu à peu connaissance avec les concepts de trahison, de rupture, de partage, de violence et de tendresse. Les enfants se livrent alors, sans que l'on s'en doute, à des comparaisons sociales très attentives : beauté, popularité, performances scolaires, ainsi qu'ont pu le souligner les psychiatres Christophe André et François Lelord. Ces étapes sont essentielles pour appréhender le monde environnant. Bien entouré, l'enfant apprend seul à développer des comportements par rapport aux situations qu'il vit. Il prend conscience de ses spécificités. Le regard des copains a un impact essentiel sur l'image qu'il a de lui.

Des copains pour se construire

« C'est grâce aux autres que l'on devient soi-même et qu'on apprend à se connaître. En effet, l'autre joue une sorte de miroir », écrit Alain Braconnier à propos des adolescents[1]. À l'adolescence, les amis prennent une place prépondérante dans la vie. C'est à eux que les jeunes souhaitent confier leurs expériences, leurs chagrins, leurs joies. L'adolescent fait l'expérience des relations humaines, de leurs enjeux, de leur complexité. L'environnement de l'adolescent s'élargit au-delà du cercle familial. Il découvre des univers qui lui étaient totalement étrangers jusqu'alors. Ces rencontres l'aident à mieux se connaître lui-même. À cet âge, les capacités d'analyse des situations et de jugement s'affinent. L'opinion se forge, même si elle va évoluer tout au long d'une vie et des rencontres qui seront faites. La comparaison avec les autres devient plus nette. Les groupes au sein desquels se retrouvent les adolescents forment alors une unité de genre et de pensée (musique, sport, etc.).

Frère et sœur, une jalousie bien normale

« Il est tout à fait normal de jalouser une autre personne, d'envier sa beauté, sa finesse, ses talents, ses réussites amoureuses… La jalousie est le ciment du narcissisme et de l'image de soi. C'est par elle que chacun de

---

1. BRACONNIER Alain, *Le guide de l'adolescent*, Odile Jacob, 2003.

nous se construit. »[1] Pour le professeur Marcel Rufo, la jalousie entre frère et sœur apparaît donc comme un moteur. Il est vrai qu'il suffit parfois de se souvenir de son enfance pour se rappeler qu'il en était ainsi. Qu'un grand frère réussisse à l'école, et alors naît pour le petit deuxième l'envie de faire aussi bien, ou même encore mieux. L'« autre » permet de définir sa personnalité. Les différences et les ressemblances sont observées, elles construisent l'individu. La plupart du temps, la jalousie, liée notamment à l'arrivée d'un petit dernier, est normale et ne peut être assimilée à de la méchanceté. L'aîné se dit qu'il va devoir partager l'amour de ses parents et, plus particulièrement, celui de sa mère. Comme le précise Marcel Rufo, « le jaloux est en proie à une constante ambivalence de sentiments, il aime et hait tout à la fois. Il en souffre et, souvent, culpabilise ».

Les premières confrontations

Les humiliations à répétition

« Certaines humiliations, ponctuelles mais profondes, ou des remarques désobligeantes répétées de la part d'un enseignant ou d'autres enfants, surtout en présence de témoins, peuvent laisser des traces à des années de distance. »[2] Pour Christophe André, psychiatre, les mots blessants à répétition forgent le complexe. Comment croire que l'on y arrivera lorsque l'entourage pense que la cause est perdue d'avance ? Comment devenir pilote de ligne quand toute la famille pense que ce vœu relève du fantasme ? Le doute s'installe, et le sentiment de ne pas pouvoir y arriver prend le pas sur le reste. Dans les cas plus poussés, il peut tout bonnement engendrer l'échec.

1. RUFO Marcel, *Frères et sœurs, une maladie d'amour*, Fayard, 2002.
2. ANDRÉ Christophe, MUZO, *op. cit.*

Les échecs scolaires sont souvent très douloureux. Très vite, les jeunes qui s'y trouvent confrontés ont le sentiment que leur note est le reflet de ce qu'ils valent. Pour l'entourage et les parents, il est difficile de lutter contre la mauvaise image de soi qui se construit alors : « J'ai eu 5 en maths, je suis nul, je n'y arriverai jamais ! » Le regard des autres n'est parfois pas responsable. Le système des notes agit en effet comme un couperet qui signifie : bien, moyen et mauvais. Parfois, bien sûr, les attentes et les désirs des parents qui pèsent sur les enfants aggravent la situation : « Non mais t'as vu tes notes ? Tu es nul ! »

La cour de récré, lieu des premières confrontations

À l'école, la cour de récréation occupe une place importante. Entre enfants d'une même classe d'âge, les fous rires et les petites histoires construisent les rapports d'amitié. Les enfants s'approprient des valeurs telles que la loyauté ou la fidélité, et identifient les notions de trahison ou de tricherie : c'est le lieu des premières confrontations. Une première expérience, finalement, de la vie en société. Ainsi suffit-il, par exemple, pour s'en rendre compte, d'observer leurs jeux. L'exemple de « la plouf », comme les petits l'appellent (« Plouf, plouf, au bout de trois c'est toi qui… ») est en cela très significatif. Ce jeu nécessite évidemment pour les enfants de connaître la ritournelle, mais aussi de savoir s'en servir. Observez-les un instant, et vous verrez que chacun adapte la fin à sa façon. Le but ? Arriver à manipuler le « hasard » pour faire endosser à celui où celle que l'on apprécie moins le mauvais rôle. Avec les plus grands, c'est le partage d'un territoire qui compte. Au sein de la cour, ils ont leur coin, et gare aux petits qui s'y frottent ! Mais les aînés jouent aussi le rôle d'initiateurs ou de modèles. Comme dans la société, ils détiennent le savoir. Les plus jeunes cherchent à les imiter ou à s'en inspirer, sans pour autant se trouver « à la hauteur ». Dans ces moments-là, les plus jeunes enfants ne se sentent pas assez forts, pas assez grands, trop en retrait. Cette première confrontation est parfois source de renoncements et de frustrations.

123

Les « jamais contents »

Il existe un véritable fléau pour le complexé : ne jamais être satisfait. Pour celui qui se sent inférieur, qui a le sentiment d'avoir moins que les autres, il est impossible d'être satisfait. Et ce, quelle que soit la proposition qui lui est faite. Les parents des « jamais contents », comme les appellent certains, doivent faire face à des enfants que rien ne comble. C'est le genre d'enfant dont on dit qu'il ne sait pas ce qu'il veut. Le cadeau qu'on vient de lui offrir ne correspond pas à celui qu'il pensait vouloir : « J'aurais voulu le même T-shirt, mais en rouge ! » Bien souvent, l'insatisfaction de l'enfant part du constat que son petit voisin arbore des vêtements de cette couleur : « Je voulais comme lui. » Ce genre de situation est difficile à gérer, tant pour les parents que pour l'enfant lui-même, parce que la comparaison, bien que présente, reste sournoise et mal identifiée. Pour qui souffre de ce complexe, les choses sont forcément mieux chez les autres… au point de ne plus savoir ce qui est bien pour lui ! L'insatisfaction du « jamais content », source d'irritation pour ses proches, révèle surtout chez celui qui en souffre une grande difficulté à se construire.

La maman d'Enzo, 10 ans :

« Je dis souvent qu'il n'est jamais content, comme si la déception faisait partie de lui. C'est difficile de l'aider. Je crois qu'il doute de ce qui pourrait lui plaire. En plus, il s'en veut de ne pas savoir. Même quand il fait un choix pour un cadeau de Noël, il pense qu'il aurait mieux valu choisir l'autre jeu, parce que les autres vont lui dire que l'autre était mieux. Je crois qu'il est persuadé de faire toujours le mauvais choix ! »

Croire qu'il faut tout avoir

Certains complexes relèvent du perfectionnisme ! Ne plus être complexé ne signifie pas atteindre un objectif de « zéro défaut », mais simplement ne pas focaliser sur les imperfections. Christophe André souligne ainsi l'idée selon laquelle les personnes complexées, en se comparant constamment aux autres, se trouvent toujours des défauts : « Je suis trop nul pour y arriver », « je n'ai pas fait les études qu'il faut », tout en pensant, injustement, que les autres ont tout. Difficile, pourtant, de tout avoir… Sans compter qu'une fois l'objectif atteint (un poste à responsabilités enfin décroché, une belle voiture…), la satisfaction n'est pas forcément au rendez-vous, ou seulement dans l'instant, car il faut peu de temps pour que ressurgissent les doutes, les interrogations. Comme si, pour être apprécié ou respecté, il fallait avoir toujours plus. Là encore, le poids de la norme décrit dans le premier chapitre de ce livre a son importance. Le rêve d'une famille idéale, avec des enfants qui réussissent et une belle maison, le tout grâce à un travail intéressant, a son influence. Et c'est probablement cette idéalisation qui peut engendrer une dévalorisation constante.

Sébastien, 37 ans :

« Je suis célibataire, j'ai un métier que j'aime, des activités très différentes et amusantes, mais j'ai toujours le sentiment de n'être parvenu à rien. Mes amis construisent une famille. Mes petites amies ne restent jamais longtemps avec moi, or j'adorerais avoir des enfants. Je ne sais pas si ça me complexe, mais je sais que je cherche toujours à combler ce manque. Et dès que je m'interroge sur ma situation, je m'en veux pour plein de choses. »

Estime de soi et confiance en soi, quelle différence ?

Selon le psychiatre Christophe André, **« l'estime de soi** désigne ce rapport intime à soi, ce jugement sur soi-même souvent secret (on ne le dévoile pas aux autres) et parfois inconscient (on ne sait pas toujours clairement où l'on en est) ».

Avoir une bonne estime de soi, c'est donc bien se connaître, et s'accepter avec ses défauts et ses qualités.

« Sur un plan intime, avoir **confiance en soi** revient à anticiper que ce que l'on s'apprête à entreprendre va marcher, ou a des chances raisonnables de marcher, parce qu'on se sent capable de le mener à bien, en faisant face aux obstacles imprévus ou problèmes qui pourraient surgir. »[1] Avoir confiance en soi, c'est donc croire en ses capacités.

Une famille pour se construire ?

Le complexe en héritage

Les remarques dévalorisantes du type « tu es trop bête pour faire ce métier », « de toute façon tu es mauvais en français » ; les frustrations nées de réflexions telles que « parce que tu crois que tu vas faire mieux que moi ! » ou « Monsieur se croit plus intelligent que son père ! », généralement énoncées par maladresse ou aigreur par certains parents, ont des répercussions sur l'enfant que l'on est, mais également sur l'adulte que l'on devient. Des parents qui regrettent de n'avoir pu faire mieux ou autrement, des parents qui ont souffert eux aussi d'une histoire encore différente, ces parents-là, volontairement ou non, renvoient une image négative à leur enfant. Il est difficile, plus tard, de ne pas entendre cette petite voix dans un coin de sa tête qui murmure : « Mais pourquoi tu y arriverais, n'importe quoi, tu n'es pas assez doué ! » Il est vrai que si les parents ont douté d'eux-mêmes, il y a des chances pour qu'ils transmettent leurs doutes et leurs complexes à leurs enfants. Le complexe social apparaît alors comme un héritage : celui d'un parent mal dans sa peau qui a honte de ce qu'il est.

----

1. *Ibid.*

Aude, 31 ans :

« Mes parents répétaient : "Ces vacances, c'est pas pour nous, on n'a pas les moyens de vivre comme ça." Cela ne me gênait pas et c'était vrai. Je viens d'un milieu ouvrier. Aujourd'hui, je suis visiteuse médicale. Mon mari et moi voyageons beaucoup, et j'ai le sentiment que mes parents ne comprennent pas. Alors, quand c'est possible, je ne leur dis pas. Je crois que, même s'ils sont contents de ma vie, ils ont l'impression que je les ai trahis. »

Honte de ses parents

Une enfance pauvre… Certains se souviennent d'avoir subi des humiliations liées à la modestie de leur milieu social ou aux différences qu'elle impliquait : ne pas être habillé comme les autres à l'école, être le seul à ne pas avoir de chemise blanche pour la fête de fin d'année, ne pas avoir de goûter à quatre heures… Il leur a fallu, en conséquence, supporter les moqueries ou les remarques de leurs camarades mieux lotis, dont ils retiraient un sentiment de gêne, mais aussi de honte. Cette honte est d'abord tournée vers soi : on a honte de ne pas être comme les autres, on se sent différent, exclu. Puis, plus largement, c'est la honte de son milieu social qui ressort. La profession des parents (ouvrier, vendeur, femme de ménage…) est niée, ainsi que l'endroit où l'on habite. Enfin, et c'est peut-être le plus difficile à supporter, on réalise que l'on a tout simplement honte de ses parents : « Ils n'ont pas "réussi" », « ils ne ressemblent pas aux autres parents », « ils s'habillent mal », « ils parlent fort »… Ce sentiment violent est difficile à vivre. On se refuse à l'éprouver mais, en même temps, on accuse ses parents de n'avoir pas fait le nécessaire pour se sortir de la pauvreté, et de n'avoir pas su nous protéger. On a alors honte d'avoir honte.

Les ambitions parentales

Les parents sont une source de pression. Pour les psychiatres François Lelord et Christophe André, notre estime de soi est soumise à quatre sources de pression : l'avis de ses parents, l'avis des enseignants (ou responsables hiérarchiques), l'avis de ses camarades de classe (puis collègues de travail) et enfin, l'avis de ses amis. « Au début de la vie, le poids des parents est le plus important. Et même s'il tend à diminuer à l'adolescence, il reste une référence essentielle pour la constitution de deux des principaux piliers de l'estime de soi : l'amour de soi et la vision de soi. »[1] Et tout commence dès l'école ; pour peu qu'un élève n'ait pas de bonnes notes, une stratégie est vite mise en place : soutien scolaire, devoirs le week-end, vacances studieuses... Il faut être dans les premiers pour s'assurer un bon collège et surtout un bon lycée ! Faiblard en français ?... « Tu ne seras jamais auteur de BD, mon pauvre ! Il faut envisager autre chose ! » Un redoublement ?... « Il n'est peut-être pas fait pour l'école ? » Très vite, des objectifs de performance sont fixés. La « valeur » de l'enfant est associée à sa réussite scolaire. Là encore, des parents qui transmettent leurs doutes et leurs angoisses (« S'il ne fait pas d'études brillantes, il n'aura jamais un bon travail... ») ou qui font peser le poids de la réussite sur les épaules de leur progéniture (« Moi, j'ai dû arrêter l'école à quatorze ans, alors toi, profite de cette chance ! ») sont involontairement une source de pression. Le comportement inverse se rencontre également : les autodidactes des générations précédentes vantent un autre type de réussite où il n'est pas nécessaire de passer par la case école : « Ça sert à rien, tu perds ton temps à bouquiner ! » Les ambitions parentales et, surtout, leurs différentes formulations peuvent ainsi complexer un individu.

« Je n'ai pas pu être danseuse étoile, mais toi, tu le seras ! »

Le cas d'une mère qui rêvait d'être danseuse étoile et qui pousse sa fille au cours de danse classique alors qu'elle n'a manifestement aucun atout pour réussir est un exemple très connu des professeurs de danse. Il résume

---

1. ANDRÉ Christophe, LELORD François, *op. cit.*

bien à lui seul ce que certains psychiatres, et plus particulièrement Boris Cyrulnik, ont nommé la théorie des « enfants chargés de mission ». Ces enfants sont en effet chargés par leurs parents de réussir là où ces derniers ont échoué. Ils les mandatent, plus ou moins consciemment, d'être ce qu'ils n'ont pu être, d'obtenir de bons résultats à leur place.

C'est pour le parent une façon de compenser ce qu'il n'a pas eu, ce dont il a manqué, ce dont il a souffert dans son enfance. Parfois, c'est aussi sa façon à lui d'être un « bon » parent : « Je n'ai pas eu la chance de faire des études, mais toi, tu en feras ! » Ces injonctions ont pour objectif de faire le « bien » de l'enfant, mais elles n'en restent pas moins des injonctions... Et si les études, ce n'était pas son truc ?

Le poids de la culpabilité

La culpabilité correspond au sentiment d'être en faute parce qu'on n'a pas fait – ou mal fait – ce que l'on considère plus ou moins consciemment comme un devoir. L'individu se sent envahi de craintes et de scrupules. Dès lors que ce comportement devient récurrent, celui qui le vit en retire une mauvaise image de soi. La culpabilité fait croire que l'on n'a pas agi « comme il fallait ». Tout est d'ailleurs prétexte à culpabilité : « J'aurais dû appeler ma sœur, j'ai encore oublié, je suis négligent ! » ; « Il faut que je m'occupe de faire réviser la voiture, je ne le fais pas et les mois passent... Je m'en veux ! » ; ou encore : « Je n'aurais pas dû réagir comme ça, je l'ai vexé, c'est de ma faute, je suis trop impulsif. »

Le véritable problème avec la culpabilité, qui, au fond, rend les gens plutôt humains, est qu'elle provoque une souffrance difficile à soulager. Ce sentiment provient le plus souvent d'une morale, qui se situe au-dessus des agissements et impose des conduites. Il peut s'agir de principes religieux, des préceptes d'une éducation trop rigide, ou d'un sens de la perfection un peu trop développé. La culpabilité incite à se dévaloriser. Au quotidien, elle se traduit souvent par une incapacité à assumer un propos : « Je ne pourrai pas te raccompagner chez toi ce soir » est une phrase impossible à prononcer parce que la personne complexée est mal à l'aise face à son interlocuteur ; elle anticipe et appréhende sa réaction.

L'expression de la culpabilité est unique et personnelle, mais les causes sont multiples et propres à chacun.

Madeleine, 64 ans :

« J'ai longtemps vécu dans la culpabilité. Sûrement à cause de mon éducation. C'est très handicapant dans les relations avec les autres, parce qu'on agit toujours par crainte ou par peur. Aujourd'hui, j'ai appris que dire non ne signifie pas qu'on est moins gentil que les autres. Ça ne signifie pas non plus qu'ils ne vont plus nous aimer. Je crois que la culpabilité est un sentiment commun aux gens peu sûrs d'eux ! »

Le remords

Le sentiment de culpabilité est humain et normal, et il est illusoire de penser s'en affranchir. Nous n'avons d'autre choix que de vivre avec. La plupart du temps, c'est un sentiment passager, lié à des choix que nous avons faits et que nous n'arrivons pas à assumer complètement. Il arrive que ce sentiment envahisse notre esprit et finisse par occuper toutes nos pensées ; alors le remords s'installe. Il s'agit d'un sentiment encore plus fort, à caractère obsessionnel, et qui peut prendre la forme d'une agressivité retournée contre soi.

Le choix des amis, pas si anodin

L'importance des relations sociales

Il est primordial de se construire avec les autres, et rassurant d'avoir des amis qui nous ressemblent, qui ont le même niveau social, la même façon de vivre que nous. Avec eux, on ne se sent pas obligé d'avoir toujours quelque chose d'intelligent à dire. On est à l'aise, et les paroles prononcées ne sont pas regrettées. Les échanges sont plus simples, et leurs approbations font du bien : les amis offrent un environnement sécurisant. Pourtant, la comparaison reste inévitable, elle correspond au besoin de mieux appréhender où l'on se situe. Dans ce contexte, cependant, elle est une source d'enrichissement.

Des amis pour se rassurer

« S'il s'intéresse à moi, c'est que je ne suis pas si bête ! » Certains amis sont choisis, plus ou moins consciemment, pour se tranquilliser ou se faire du bien. Partager leur compagnie est un moyen de se sentir conforté sur ses propres compétences ou performances, ou de se rassurer sur son aspect physique : « J'aime avoir des amis beaux, ça me plaît, je me sens plus attirant. » Mais ce bénéfice, issu de nos relations avec les autres, repose sur un équilibre fragile. En effet, avoir une amie ravissante ou brillante peut aussi être source de complexes.

Elena, 26 ans :

« J'ai rencontré une fille que je trouvais très belle. Nous sommes devenues amies. J'aime me promener avec elle, elle attire vraiment l'œil. J'ai un peu l'impression de bénéficier de son physique. Mais certains jours, sa présence me pèse, je me sens tellement ordinaire à côté d'elle ! »

Des amis d'un autre milieu

Le fait d'avoir honte de ses parents, de ce qu'ils sont, de leur travail, de leur façon de parler pousse à chercher ailleurs d'autres modèles. C'est une façon de partir en quête d'expériences et d'univers avec des codes de réussite différents. En les copiant, en s'en inspirant, on se donne les moyens de faire de nouvelles rencontres : « Avec cet ami qui tient une galerie d'art, je fréquente beaucoup d'artistes ! » C'est aussi l'occasion de s'affranchir d'un héritage familial : « Mon père disait : "Artiste, c'est pas un métier !" » La honte des origines pousse parfois à la performance, on veut réussir « autrement ». Mais parfois, la culpabilité qui y est associée est douloureuse, sans compter qu'il n'est pas toujours évident d'évoluer au sein d'un autre milieu sans ressentir des complexes : « Je ne suis pas sûr d'avoir dit ce qu'il fallait, car je n'ai jamais lu ces auteurs ! »

Pascal, 32 ans :

« Les parents de mon amie m'ont invité dans un grand restaurant. Il y avait plusieurs couverts, je ne savais pas dans quel ordre les utiliser. J'ai attendu que mon amie commence. Je n'ai pas souvent eu l'occasion de me servir de couverts à poisson. J'ai essayé de me débrouiller avec mon poisson. Un grand moment de solitude ! »

Compter ses amis : un nouveau complexe ?

Se faire des amis et montrer qu'on en a revêt une importance grandissante. C'est la marque d'une certaine reconnaissance sociale. Ainsi pourrait-on affirmer : « Il a beaucoup d'amis, donc c'est quelqu'un de bien ! » Il convient cependant d'établir la distinction entre « connaissances » et « amis ». Aujourd'hui, le développement des sites d'échanges sur Internet permet même de compter dans ses relations les amis des autres (Facebook, Copains d'avant…), comme si la notion de réseau et d'appartenance à une communauté permettait de se situer soi-même. Ainsi existe-t-il, dans le même esprit, des ouvrages qui expliquent comment se faire des amis !

Toutes ces pratiques trouvent leur justification dans ce besoin tellement humain de se comparer aux autres, comme si la quantité pouvait suppléer à la qualité, c'est-à-dire à la réalité bien plus subjective de l'amitié proprement dite… Mais avec de telles pratiques, un nouveau complexe de comparaison est né : celui du nombre d'amis !

Se comparer, une réalité humaine

S'évaluer dans le regard de l'autre

Il est normal de vouloir s'évaluer par rapport aux autres. Pour se faire une opinion, la plupart des gens demandent l'avis de leur entourage : « Que penses-tu des OGM ? » ; « Que penses-tu des dangers de la pollution ? » Les connaissances des uns et des autres permettent d'enrichir son propre point de vue, surtout dans le cas des grandes questions éthiques. C'est également une façon de se rassurer, ou encore un moyen d'affiner son jugement. L'enjeu est toujours de savoir comment on est perçu par les autres.

Gildas, 52 ans :

« J'ai pris l'habitude de prendre la parole en dernier dans les réunions. Je pense que je parviens à faire une synthèse des idées qui ont été données. Quand c'est moi qui parle en premier, cela me semble plus difficile, car je m'expose à la critique. »

Si l'autre a un regard bienveillant

Imaginons la situation suivante : vous faites la connaissance d'une personne dans un contexte nouveau. Cette personne s'intéresse à ce que vous faites, à vos centres d'intérêt, elle acquiesce lorsque vous donnez votre opinion : « C'est tout à fait vrai, moi aussi j'ai remarqué cela. » Vous allez garder de cette rencontre le souvenir d'un bon moment, d'un échange de qualité, et vous vous sentez bien parce qu'à travers le regard et les paroles de l'autre, l'estime que vous avez de vous-même est en hausse.

Si le regard de l'autre est neutre

Imaginons maintenant une situation où vous rencontrez quelqu'un à qui vous exposez un avis ; cette personne reste peu réactive à vos propos. Soit vous vous écartez en pensant que l'échange ne peut pas s'établir (cas d'une personne peu complexée), soit vous avez peu à peu le sentiment que votre propos est inintéressant, que vous n'êtes peut-être pas à votre place. Le sentiment que cette personne est « bien au-dessus de vous » vous envahit. Le complexe s'installe. La réaction de l'interlocuteur apparaît donc primordiale dans l'échange.

Christine, 47 ans :

« Mon mari exerce un métier de représentation. Nous sommes donc souvent invités à dîner. Longtemps, ces soirées ont été un calvaire. Dès qu'une personne me posait la question : "Et vous quel métier faites-vous ?", je bafouillais… "Je m'occupe de mes enfants." C'est très complexant de sentir dans le regard de l'autre que la conversation ne pourra pas aller plus loin. "Ah, très bien !" et même "C'est bien, vous avez raison !" sont des réponses que j'ai souvent entendues. Finalement, les femmes qui travaillent se retrouvent entre elles, et celles qui élèvent leurs enfants sont à part ! »

À qui se comparer ?

Le fait de se comparer aux autres a bien entendu des effets sur la perception que l'on peut avoir de soi. Si l'on se compare à une personne qui nous semble « au-dessus » de soi, on va avoir envie de s'améliorer (comparaison ascendante). À l'inverse, si l'on se compare à une personne que l'on juge « en dessous de soi », on a le sentiment d'être plus fort et de renforcer son estime de soi (comparaison descendante).

Valérie, 29 ans :

« Quand je me compare à mon assistante au bureau, je trouve que ma vie est tout de même plus riche et plus jolie que la sienne. Mais lorsque je me compare à mon amie qui vit à Londres, qui voyage, j'ai l'impression que sa vie est bien plus rose que la mienne. »

Le poids des préjugés

L'Observatoire des discriminations dirigé par Jean-François Amadieu propose d'évaluer les préjugés. Cette composante du CERGOS (Centre d'études et de recherche sur les organisations et les relations sociales) mesure les phénomènes d'inégalité des chances dans l'emploi. Un préjugé, c'est un jugement porté à l'avance. Et les préjugés ont la vie dure ! Ils persistent alors même qu'on aimerait se convaincre qu'à force de réflexion, d'informations, de connaissances, ils finiront par disparaître.

Ainsi un baromètre des discriminations a-t-il pu être établi ; il montre que « les discriminations à l'embauche sont massives, et n'ont pas évolué à la baisse depuis 2004 ». Des tests permettent d'identifier ses propres préjugés, notamment pour les professionnels du recrutement. « Ces tests permettent de mieux vous connaître, ce qui est essentiel pour contrôler vos stéréotypes… L'introspection est un moteur très efficace de tout programme de lutte contre les préjugés. »

Source : *www.egalites.net.*

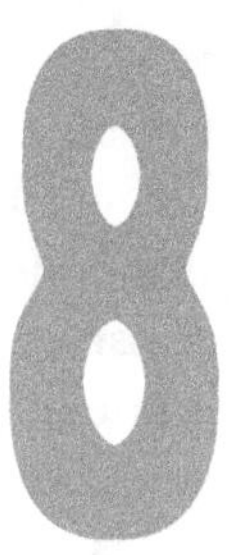

Des rivalités obsédantes

Le complexe de comparaison peut entraîner une autocritique très forte. Le jugement sur soi est alors très sévère : « J'ai un travail nul, je gagne trois fois rien. » Dans les cas les plus poussés, il ne s'agit même plus de doute (« Puis-je gagner plus ? Est-ce que je le mérite ? »), mais bel et bien de certitudes : « Je ne gagnerai jamais plus ! » Ces pensées négatives, ces discours dévalorisants où l'on ressasse les échecs et les limites freinent notre progression dans la société et entravent toute évolution. Il n'est pas évident de s'en détacher, et même en parler est difficile. Ce jugement sur soi est souvent gardé secret, on n'ose pas l'avouer aux autres. Il est quelquefois inconscient ou ancré dans la personnalité de l'individu depuis tellement longtemps qu'on a du mal à s'en défaire.

Briller en société :
une pression insupportable

Que vont penser les autres ?

Certains environnements sont plus hostiles que d'autres. Dans une soirée où personne ne se connaît on a, à tort ou à raison, le sentiment que tout le monde se regarde et s'épie ; ce n'est pas toujours un moment de plaisir. Ainsi, se retrouver au milieu d'une assemblée qui, pour cette raison, est tendue peut créer un sentiment de malaise pour certains, réveiller un complexe : on ne se sent pas à sa place, pas attendu, et parfois en trop. Le poids de ces doutes conduit à se tenir en retrait : « Je reste à l'écart parce que je suis le seul en baskets, tout le monde est hyper branché ! » Tout est mis en œuvre pour ne pas se faire remarquer davantage : « Je suis sûr que les gens se demandent pourquoi je suis invité. C'est vrai, je n'aurais pas dû venir. » Pour la personne complexée, tous les autres sont perçus comme étant « à leur place ». La seule personne qui ne devrait pas être là, c'est elle. Parfois même, elle va jusqu'à imaginer que les autres lui sont « supérieurs ». C'est toute sa personnalité qui est remise en cause, elle doute d'elle-même et de sa valeur. Cette attitude de retrait et de jugement des autres la cantonne dans son statut de complexée. Car en imaginant ce que pensent les autres, elle se maintient dans son rôle et trouve ainsi un prétexte pour éviter les situations d'échange. Il est donc essentiel d'en prendre conscience.

Pas assez intelligent ?

Être vu sous son meilleur jour est l'objectif du plus grand nombre. Mais les situations sont variables, et l'on ne montre pas la même chose de soi dans toutes les situations de la vie. Ainsi, il n'est pas rare que des personnalités à l'aise dans certaines occasions perdent tous leurs moyens dans d'autres circonstances : « Comment vont-ils me trouver ? Que vont-ils penser de moi ? » Rêver d'être quelqu'un de passionnant, dont l'assemblée boirait les paroles, fait parfois perdre ses moyens. Quoi de plus gênant que de raconter une blague autour d'une table où personne ne semble avoir le même humour ? Au début, la gêne prend le dessus. Puis c'est un véritable complexe d'infériorité qui s'installe face à des gens dont on finit par se persuader que le silence ou l'absence de réaction révèle un mépris pour nous, au QI de toute évidence bien en dessous du leur ! Il faut cependant garder à l'esprit que silence ne signifie pas dédain, et que même les personnes brillantes sont capables d'humilité...

Pas assez performant ?

L'angoisse de la performance, c'est la peur de ne pas faire assez bien. Elle donne des maux de ventre aux enfants à l'école avant un examen. Mais elle existe aussi chez les sportifs qui veulent gagner, ou chez les comédiens qui ont peur de mal jouer... C'est le fameux « trac » ! Tous ont peur d'échouer. On la trouve également dans le contexte des entretiens d'embauche où il faut montrer le meilleur de soi. Parfois, le complexe devient tellement présent que certains perdent leurs moyens : face à un enjeu, on a peur de ne pas être à la hauteur.

Delphine, 36 ans :

« J'ai décidé de changer de poste, et l'entretien que je viens de passer dans une société américaine m'a déstabilisée. Je crois que cela s'est bien déroulé. Le poste est vraiment intéressant, mais il y a de grandes chances pour que les autres candidats soient meilleurs que moi. Je sais que c'est difficile de se faire un avis en sortant d'un entretien. Quand je repense à certaines de mes réponses, je me dis que j'aurais dû être plus claire et me montrer moins impressionnée. Je ne serais pas étonnée si je n'étais pas retenue. »

Que faut-il dire ?

Changer de trottoir pour éviter d'avoir à engager une conversation anodine est une situation que vivent certains complexés. Le fait de croiser une personne dans la rue avec laquelle on a déjà échangé peut être bloquant : « Une fois que j'ai dit bonjour, je ne sais plus quoi dire. » Cette petite phrase du discours interne paralyse l'échange. Que l'individu se sente impressionné ou pas, il arrive aussi qu'il ne sache simplement pas comment réagir : « Si je reste en retrait, je passe pour une idiote qui n'a rien à dire. » Celui qui vit cette situation ne sait pas toujours distinguer s'il se persuade de ne rien avoir à dire, ou s'il est réellement incapable de poursuivre un échange. « Si je ne parle pas de quelque chose d'intéressant, je passe pour quelqu'un qui manque de conversation. » Le complexe est présent : l'idée de parler de soi ou d'émettre un avis met mal à l'aise.

Frédéric, 24 ans :

« Mes collègues ont tous une famille. Dans le milieu pharmaceutique où je travaille, les conversations tournent beaucoup autour des vacances, des enfants. Moi, je ne sais plus quoi leur dire. Au début, j'ai voulu parler de mes activités – je joue dans un groupe de musique. Mais j'ai vite compris que personne n'était intéressé. En plus, certains m'ont fait remarquer qu'à mon âge, on n'a pas de soucis, et que je serai confronté plus tard aux réalités de la vie. Résultat, j'évite de me retrouver à la cantine avec eux. »

Se sentir observé

Certains petits gestes de la vie courante (remplir un chèque, marcher, téléphoner…) embarrassent ceux qui se sentent soumis au regard de l'autre. Le sentiment de mal faire est dominant : « On va me regarder et voir que je ne fais pas bien. » Parfois, cette sensation s'exprime difficilement : « Je n'aime pas téléphoner pour prendre un rendez-vous devant quelqu'un, je me sens observé. » Cela peut simplement être dû à l'idée que l'on se fait du regard des autres : « Que va-t-il penser ? Il va voir que je ne parviens pas à prononcer un nom de famille correctement ! » Pourtant, les expériences réussies fournissent des exemples dont on peut se souvenir pour dépasser les situations bloquantes à venir : « J'ai mis un message sur la carte de départ d'un collègue, et tout le monde m'a fait remarquer que le ton était juste. »

Claudine, 54 ans :

« Je ne supporte pas les activités de groupe. J'aime le patchwork et il existe de nombreux clubs où les gens se réunissent pour travailler ensemble. J'ai eu envie d'essayer. L'ambiance est insupportable. Je ne sais pas si c'est partout pareil, mais là, il y avait toujours quelqu'un qui me demandait pourquoi je faisais comme ci ou comme ça. Je n'ai pas su quoi répondre, j'étais vexée. Je préfère être seule et ne pas entendre des commentaires que je considère comme hypocrites, du genre : "C'est drôle cette façon de placer les pièces !" »

Se sentir jugé

Dans certaines situations, il faut exprimer et dire ce que l'on est. Mais le fait de se présenter devant un groupe, même dans les réunions familiales, et d'être entendu par plusieurs personnes peut provoquer une gêne : « Comment les autres vont-ils me voir ? » Le complexe s'installe dès lors que quelqu'un pense que les autres auront de lui une perception négative. Affirmer ses opinions devient un véritable combat contre soi-même. La personne complexée est déstabilisée au point de ne plus savoir ce qu'elle voulait dire ou de ne plus oser affirmer ce qu'elle pense vraiment. Elle souhaite alors simplement se faire oublier, ne pas être présente, ne pas se prononcer, en bref, ne pas devoir affronter la situation !

Face au groupe

Le groupe impressionne. Considérer qu'il est une entité unique et forte à laquelle on doit faire face est particulièrement éprouvant. Il est difficile de se sentir seul contre tous. Pour mieux vivre ces confrontations, il convient d'accepter de changer ce regard, et de tenir compte du fait qu'il s'agit de personnes différenciées dont les attentes varient les unes par rapport aux autres. Dans cette vision, on réhabilite la possibilité d'entrer en relation avec les membres dans un échange individuel. C'est l'occasion de se rendre compte que, pris un par un, chaque individu présent n'est pas si « parfait » qu'il y paraît. Peu à peu, on s'offre la possibilité d'acquérir une distance par rapport au regard de l'autre.

Face au manipulateur

Le manipulateur utilise le mensonge ou la flatterie pour mettre sous sa coupe des individus sur lesquels il pense pouvoir prendre prise. La première étape de la manipulation est celle de la séduction : « Tu es une personne rare, j'ai rarement rencontré des gens qui ont autant de qualités que toi. » La deuxième étape peut être celle de l'attaque de l'environnement pour isoler sa « victime ». Ainsi, le manipulateur n'hésite pas à vous inciter à vous éloigner de vos amis ou de votre famille : « Ces gens ne sont pas assez bien pour toi, cesse de les fréquenter ! » Enfin, il peut devenir étouffant, et certains manipulateurs finissent par complexer leur victime : « Ma pauvre fille, tu ne trouveras jamais mieux que moi ! » Dans une moindre mesure, la manipulation quotidienne, celle exercée par ces personnes qui savent toujours ce qui est mieux pour vous, qui savent ce que vous devez faire agit sur certains individus fragilisés comme un déclencheur de complexe. La personne finit par penser que les autres ont toujours raison, et que ses décisions et ses goûts ne sont pas les bons. Elle se sent diminuée, très peu sûre d'elle, et de plus en plus influençable.

Céline, 38 ans :

« Tout le monde me donnait son avis et, en général, je l'écoutais et le suivais. Quand j'ai décidé de changer d'orientation professionnelle, ma copine m'a dit que c'était de la folie : je veux devenir institutrice alors que j'ai fait une école d'ingénieur. Je sais qu'elle a toujours admiré mon cursus. Mais j'ai décidé de ne pas l'écouter, surtout maintenant quelle connaît mes nouveaux amis enseignants et qu'elle passe son temps à les critiquer. »

Travail, argent : une pression accablante

Travail : la compétition au quotidien

Le monde professionnel incite à la compétition. Le but est d'atteindre la première place. Les commerciaux vivent ce combat au quotidien pour atteindre leurs objectifs. Ils parlent de « stratégies », et leur entreprise leur demande d'être « proactifs », c'est-à-dire de devancer l'expression du besoin, par exemple en proposant un nouveau produit alors que les consommateurs ignorent encore ce besoin. Dans ce contexte, la plupart des actions professionnelles, qui exigent qu'on soit rapide et qu'on arrive le premier, prennent la forme d'une compétition. Celle-ci, pourtant, peut aussi être un formidable stimulant, une expérience enrichissante. Dans le sport, elle permet de repousser ses propres limites, de se dépasser par rapport à des objectifs définis : « Si je gagne ce match, j'augmente mon classement et au tournoi suivant, j'aurai des concurrents de meilleur niveau. » Mais quand elle s'immisce dans la vie courante, la compétition peut être source de véritables souffrances : il est difficile de vivre sereinement quand le quotidien devient un combat permanent, et ce d'autant plus qu'il est parfois impossible de définir clairement les objectifs à atteindre. Quand la compétition occupe le devant de la scène, elle perturbe les rapports sociaux et risque de donner à penser aux individus que leur « niveau » n'est jamais le bon.

Sophie, 38 ans :

« Je suis ingénieur commercial en informatique depuis plus de dix ans. Ce métier a été un tremplin pour moi. Je n'avais pas fait d'études, alors le fait de pouvoir gagner correctement ma vie, d'être reconnue, cela a été formidable. Mais aujourd'hui, je me sens usée par cette envie de gagner. Je n'ai plus envie de me battre, de faire des coups bas. Je crois que j'aspire à autre chose. À la sérénité peut-être ! Et tant pis si je ne suis plus celle que l'on récompense, celle que l'on cite. »

L'argent : un tabou bien français

Aux États-Unis ou en Angleterre, il est courant d'affirmer que les riches n'ont aucun complexe avec l'argent et disent facilement combien ils gagnent. En France, c'est moins évident : l'argent reste un sujet tabou. Pourtant, l'argent a une importance dans l'image que chacun se fait de soi. Il a toujours été un code de reconnaissance. « En avoir ou pas » permet de positionner l'individu dans une catégorie de la population clairement identifiée. L'argent crée une hiérarchie sociale. Lorsqu'une personne souffre d'une image de soi affaiblie, il n'est pas rare qu'elle cherche à s'acheter des produits coûteux pour rehausser l'image qu'elle a d'elle-même. C'est une façon de s'ajouter de la valeur et de montrer qu'elle aussi mérite des choses chères. En cela, l'argent crée non seulement des différences marquées entre les individus, mais il génère aussi des complexes. La publicité y est d'ailleurs pour quelque chose. Certains messages vantent davantage qu'un produit : ils vendent aussi du rêve, celui d'accéder à une autre condition, à un idéal social... Ainsi, acheter cette nouvelle voiture « toutes options », c'est rejoindre le cercle des personnes « intelligentes ». Pour ne pas tomber dans le panneau, il faut avoir de soi une image suffisamment bonne. Mais la plupart du temps, l'envie d'avoir toujours plus domine, engendrant alors insatisfactions et frustrations.

Olivier, 35 ans :

« J'adore avoir des choses de marque. Je sais que parfois c'est un peu beaucoup, mais cela me fait vraiment plaisir. J'ai d'ailleurs toujours aimé les belles choses. Et souvent, les gens m'en parlent et ça me flatte ! »

Le sentiment d'échec

Ne jamais réussir ce que l'on entreprend, se tromper régulièrement, mal faire et finalement ne pas parvenir à ses objectifs, voilà comment l'échec est généralement ressenti. Ce sentiment peut survenir de manière circonstancielle, mais il s'installe parfois sur une plus longue durée : « J'ai encore raté mon permis de conduire, de toute façon, en ce moment, je rate tout ! » Le sentiment d'échec peut ainsi conduire à une dévalorisation personnelle. On parle alors de « spirale d'échec ». Le seul fait de penser que l'on n'y arrivera pas empêche d'y arriver ! Mais il n'y a notion d'échec que si l'on admet que tous les moyens pour réussir ont été mis en œuvre. Bien entendu, ces moyens sont subjectifs : combien d'heures de conduite sont-elles nécessaires pour décrocher son permis ? L'adéquation entre les objectifs envisagés et les moyens dont chacun dispose pour les atteindre est essentielle. Inutile de compter devenir champion du monde de course à pied quand on est hors d'haleine au bout de deux kilomètres !

Serge, 40 ans :

« Je cherche à changer de poste. Je voudrais travailler dans un autre secteur d'activité. J'envoie mon CV dans les grandes entreprises, mais on me répond toujours qu'on le garde et qu'on me recontactera. Je ne sais pas quoi faire… De toute façon, je crois que je vais laisser tomber. Mon profil ne vaut rien sur le marché. »

Une définition du complexe d'échec

Dès 1916, Freud avait attiré l'attention sur les personnes qui « échouent devant le succès ». Mais c'est à René Laforgue que l'on doit le concept selon lequel il s'agit d'« une structure psychologique de toute une gamme de sujets, depuis ceux qui paraissent, de façon générale, être les artisans de leur propre malheur, jusqu'à ceux qui ne peuvent supporter d'obtenir précisément ce qu'ils paraissent désirer le plus ardemment »[1]. Cette définition s'inscrit dans les cas de névroses.

Envie, compétition, jalousie : des obsessions maladives

La rivalité et ses conduites

Le complexe de rivalité est au cœur des conduites humaines : l'envie, la compétition et la jalousie sont l'expression d'un complexe. Il s'exprime

---

1. LAFORGUE René, *Psychopathologie de l'échec*, Payot, 1939.

quand « un réflexe prend corps qui vise à s'emparer de ce dont l'autre jouit : ses objets, sa place, sa position, l'affection dont il bénéficie ; il faut s'approprier cet autre, entrer en possession totale et absolue de ce qu'il détient »[1]. Bien sûr, ce comportement n'est pas aussi directement affiché, car l'apparence de chacun doit rester irréprochable. De fines stratégies pour atteindre le but fixé sont alors mises en place. Parmi les plus courantes, on connaît l'hypocrisie, qui consiste à flatter quelqu'un pour donner une bonne image de soi, l'objectif étant de se faire apprécier du flatté. La ruse est un autre de ces stratagèmes, un procédé utilisé pour tromper quelqu'un.

Envier ou avoir envie ?

Avoir envie de quelque chose signifie vouloir combler un besoin. Et l'envie sous-entend que la satisfaction de ce besoin sera source de plaisir : « J'ai envie de chocolat » ; « J'ai envie de m'acheter de nouvelles chaussures »… rien de répréhensible à cela ! En revanche, le fait d'envier quelqu'un ressemble plus à une pulsion qui impliquerait d'enlever quelque chose à une personne, et se caractérise par la possibilité d'aller jusqu'à détruire l'objet de notre convoitise. Par exemple, rayer la voiture dont on rêve, et qui appartient au voisin. Il semble que l'envie laisse peu ou pas de place à des relations sociales harmonieuses.

En revanche, le fait de tout vouloir s'apparente à l'avidité : on a besoin de cumuler de façon compulsive les objets (chaussures, gadgets multimédias, voitures…) ou les titres (direction, présidence, chaire d'honneur…). Dans ce contexte, c'est l'accumulation elle-même qui prime sur la qualité, comme si le fait de tout avoir dans la société de consommation assurait une vie meilleure, voire la certitude de ne pas souffrir.

---

1. FERNANDEZ-ZOÏLA Adolfo, *Les complexes*, PUF, Coll. « Que sais-je ? », 2007.

Laurent, 45 ans :

« J'ai un ami qui a commencé à gagner de l'argent. Il a beaucoup changé. Son obsession était de vouloir changer de voiture d'abord, puis il a voulu une plus grande maison, décorée par le meilleur architecte, avec les plus beaux matériaux. Quand ses enfants sont malades, c'est toujours le plus grand spécialiste qu'il consulte. Aujourd'hui, il monte son entreprise pour devenir le leader dans son secteur. Il rivalise contre lui-même. »

La compétition

La compétition exprime le besoin d'occuper la place de l'autre, la première de préférence. Dans le contexte de la compétition, la volonté de parvenir à son but conduit à vouloir rejeter cet autre, voire à le supprimer. Entre frère et sœur, cette volonté d'être le seul est souvent exprimée lorsque l'aîné suggère que l'on « donne » son petit frère ou sa sœur, afin que son statut d'enfant unique soit restauré. C'est ce que l'on a nommé « le complexe de Caïn ». Il trouve son origine dans l'histoire d'un rejet parental, en tout cas vécu comme tel par l'aîné des enfants à l'occasion de l'arrivée d'un frère ou d'une sœur. C'est une réaction de jalousie face au nouvel arrivant qui perturbe le sentiment de toute-puissance de l'aîné. À l'âge adulte, cette jalousie agressive se manifeste encore envers toute personne pouvant entrer en compétition, rivalité ou simple comparaison avec la personne complexée. Cette agressivité peut prendre différentes formes, allant de la simple ironie à une violence extrême. On dit aussi du complexe de Caïn que c'est un complexe de « suppression de l'autre ».

Michel, 55 ans :

« Mes frères et sœurs ont tous fait des études supérieures, nous étions cinq. Je n'ai pas eu le bac, je ne travaillais pas et je crois que je n'étais pas fait

148

pour l'école. J'aimais m'amuser et rigoler. Pourtant, j'ai longtemps gardé ce complexe d'être le seul à ne pas avoir de diplôme. Je crois que c'est parce que je n'avais pas fait d'études que j'ai mis toute mon énergie pour monter et créer mon entreprise. J'ai même embauché mon frère ! »

La jalousie

La jalousie est une rivalité bien connue. Être jaloux, après tout, quoi de plus normal, surtout quand ce sentiment est modéré : tout le monde a, un jour ou l'autre, ressenti de la jalousie envers quelqu'un d'autre. On peut être jaloux de sa réussite professionnelle, de sa voiture… La jalousie doit être prise comme une émotion, rien de plus. Mais il arrive qu'elle devienne insupportable. C'est le cas, notamment, de la jalousie amoureuse qui mêle le besoin d'exclusivité et le rejet de tout ce qui peut être perçu comme susceptible d'ébranler l'équilibre du couple. Elle se caractérise par l'agressivité qu'elle entraîne. Le jaloux développe un comportement obsessionnel, il est à l'affût du moindre indice pouvant confirmer l'atroce vérité qu'il soupçonne. La colère ou même la haine qui en découlent peuvent se diriger contre la personne aimée et/ou contre l'intrus. La relation à l'autre est mise en péril. Cette attitude est surtout révélatrice d'un manque de confiance en soi.

Caroline, 27 ans :

« Je sais que je suis souvent jalouse. Je ne comprends pas toujours pourquoi. Je m'agace d'une soirée où je ne suis pas invitée, d'une fille que je trouve jolie dans la rue, du poste décroché par une copine. Par moments, c'est l'enfer. Je ne pense qu'à cela. Mais le plus dur, c'est de ne pas trop pouvoir l'avouer. J'ai en fait peur que l'on m'aime moins que les autres. »

Vanité, susceptibilité... Des comportements qui en disent long

Compenser ses complexes pour les surmonter

Deux situations sont envisageables. Dans la première, la motivation à réussir est le résultat d'un complexe d'infériorité caché : par exemple, Napoléon va conquérir l'Europe pour compenser sa petite taille. Dans ce cas, le complexe incite à agir et à réussir, c'est l'un de ses points forts. Dans la deuxième, la peur de voir le défaut révélé devient une hantise : « Il ne faut pas que les gens voient mon complexe, mais qu'ils remarquent ma réussite », auquel cas la personne complexée continuera à vivre sous pression. « Vous aurez simplement échangé une émotion toxique (la honte) contre une autre émotion toxique comme le stress. »[1] Lorsqu'une personne ne parvient pas à surmonter un complexe, elle le « surcompense ». Autrement dit, elle cherche par une vanité excessive l'expression d'une supériorité, d'une susceptibilité exacerbée à réussir ailleurs pour montrer que sa faiblesse n'en est pas une. C'est une façon de prendre sa revanche une fois que l'on a abandonné le domaine dans lequel on est persuadé de ne pouvoir progresser.

Le complexe d'infériorité

« Être homme, c'est se sentir inférieur », écrit Alfred Adler, médecin viennois (1870-1937). La principale difficulté pour l'homme serait donc de gérer son sentiment d'infériorité. Adler étudie alors les conséquences de ce sentiment d'infériorité sur la vie quotidienne, et notamment pour les personnes qui souffrent d'une déficience physique (handicap, taille...). Ce complexe d'infériorité pousse l'individu à réaliser des choses grandioses, ou à l'inverse le conduit à adopter des comportements asociaux. Ainsi

---

1. ANDRÉ Christophe et MUZO, *op. cit.*

Arnold Schwarzenegger, autrefois enfant chétif, est-il devenu à force de travail l'acteur hollywoodien musclé que l'on connaît aujourd'hui, allant même jusqu'à être élu gouverneur d'un important État d'Amérique. Il doit sa réussite à un physique exceptionnel qui a fait de lui l'un des culturistes les plus connus ! Ces individus développent une compensation, c'est-à-dire qu'ils mobilisent toutes leurs forces et leurs énergies pour rétablir un équilibre entre eux et les autres. Ce type de démarche peut être positif, mais devient pathologique si on n'arrive pas à dépasser son complexe. L'individu bascule alors dans le sentiment de supériorité, cherchant à combler son complexe par le mépris ou la quête du pouvoir.

La vanité, l'expression d'une personnalité fragile

Un individu vaniteux, c'est-à-dire admiratif de ce qu'il est, de ce qu'il a fait ou va faire est en réalité un individu fragile. Il se dit qu'il n'a de leçon à recevoir de personne, qu'il n'a rien à apprendre de quiconque, il sait déjà tout ce qu'il faut savoir… Mais pour lui, c'est une façon de se protéger. Il se fait une gloire de tout, même de ce qui n'en vaut pas la peine. Il s'enorgueillit en toutes circonstances. Il n'écoute pas les autres et cherche à les vaincre en les amenant sur son terrain. Le dernier auteur qu'il a lu, c'est forcément celui que personne ne connaît, mais qui selon lui deviendra bientôt un incontournable. Son restaurant favori, c'est une table confidentielle qui vient d'ouvrir et dont il est le seul à connaître l'adresse. Il aime être flatté et admiré pour ses choix. A-t-il eu des parents eux-mêmes vaniteux ? Il est probable qu'ils étaient en tout cas des flatteurs invétérés qui ont vu en lui l'enfant prodige… Mais remettez en cause l'un ou l'autre de ses choix ou de ses positions, et la personnalité du vaniteux s'effondrera : derrière une assurance de façade, c'est un individu en proie au doute qui se cache, car écraser les autres, les vaincre au lieu de les porter, n'a jamais enrichi une personnalité. Le vaniteux est plus complexé qu'il y paraît. Il doute de lui et se protège consciemment ou inconsciemment en adoptant un comportement arrogant.

> **Luc, 43 ans :**
>
> « On me dit souvent que je la ramène trop. Mais j'aime bien faire partager mes découvertes. Bon, j'avoue que c'est un peu ma façon d'attirer l'attention. Mais je n'ai pas l'impression d'en faire trop. Alors, l'autre jour, quand mon frère m'a traité de vaniteux, je n'ai pas bien compris... »

La susceptibilité, la marque d'un manque de confiance en soi

Lorsqu'on est susceptible, toutes les remarques sont source d'agacement. Qu'une personne exprime un avis sur ses enfants, et le susceptible pense qu'elle a voulu dire qu'il ne sait pas les élever. Qu'on juge la couleur de sa veste « très mode », et le susceptible y voit un message pour lui dire qu'il n'a plus l'âge de s'habiller comme ça. Ce genre de comportement est fréquent et peut vraiment gâcher le quotidien d'une personne. Être aussi sensible à l'opinion des autres complique tous les rapports, car le susceptible cherche toujours un autre sens caché aux affirmations les plus anodines, comme « les augmentations de salaire ne concerneront que les plus méritants ». Dans ce cas précis, il va comprendre que lui-même n'est pas méritant. La personne susceptible manque de confiance en elle et d'estime de soi. Elle ne se sent pas capable de mener à bien ce qu'elle entreprend, elle ne croit pas en ses capacités et souffre d'une dévalorisation constante. En conséquence, elle est très dépendante du jugement d'autrui, c'est une personnalité influençable et qui, de plus, va se vexer facilement. Après une période de conflit, elle va adopter le jugement des autres et peut-être devenir conforme à ce que les gens attendent d'elle ou plutôt, à ce qu'elle imagine qu'on attend d'elle, au risque de perdre une partie de sa personnalité. Elle suppose que c'est le meilleur moyen de se faire aimer.

Carole, 25 ans :

« Je me brouille souvent avec ma meilleure amie et chaque fois, je m'en veux. Mais elle a toujours la petite phrase qui tue, et ça m'énerve. Je sais qu'elle ne veut pas me vexer. Mais c'est plus fort que moi, je le prends mal. Hier encore, elle m'a dit : "T'es serrée dans ton jean." Et j'ai compris qu'elle voulait me dire que j'avais grossi ! »

L'autorité excessive, une façon de cacher ses faiblesses

Les personnes autoritaires ont souvent un comportement tyrannique. Dans le milieu professionnel, elles imposent leurs décisions à leurs subordonnés sans possibilité de discussion, et parfois en usant d'une certaine violence verbale. Elles peuvent également avoir recours à l'humiliation pour imposer leurs vues. Elles craignent de voir leur pouvoir remis en question ; c'est notamment le cas des personnes qui ne se sentent pas légitimes dans leurs fonctions. Par peur d'être démasquées, elles durcissent le ton. On peut considérer que l'autoritarisme est « l'énergie du faible » : le chef faisant preuve d'une autorité excessive décharge ses angoisses sur ses subordonnés. Son objectif est de se montrer fort et de soumettre les autres à sa volonté. Face à cette autorité, les individus se sentent en situation d'infériorité et soumis à sa loi. D'ailleurs, le chef peut utiliser le rappel à des règles ou une loi pour mieux asseoir son pouvoir.

Aimé ou admiré ?

Beaucoup de personnes font une confusion entre être aimé et être admiré. Elles pensent qu'éblouir les autres, les charmer, voire les impressionner attirera leur attention et leur amour. Même s'il est vrai que les personnes sûres d'elles, et qui semblent avoir une haute estime d'elles-mêmes, retiennent plus facilement les regards, il n'est pas forcément question de

153

sentiments sincères en retour. Dans des cas extrêmes, elles peuvent même se couper des autres par une vantardise, une assurance et une susceptibilité extrêmes. Il en est de même pour les personnes excessivement modestes : elles s'isolent des autres et demeurent, elles aussi, socialement inaccessibles.

En définitive, l'idéal consiste à adopter une position intermédiaire entre une très haute estime de soi et une modestie excessive, une façon d'être permettant de rester tourné vers les autres sans pour autant renier ses valeurs, son droit au respect et à l'autonomie. Il faut arriver à se libérer du regard des autres et de leur jugement pour avancer le plus sereinement possible dans la vie. La comparaison devient alors un moteur qui propulse en avant. Mais il n'est pas évident d'en arriver là. Il est nécessaire de « s'accrocher », d'être indulgent avec soi en s'accordant le droit à l'erreur et aux échecs, sans se décourager pour autant.

9

La comparaison :
un moteur !

*« Il n'y a pas de réussites faciles, il n'y a
pas non plus d'échecs définitifs. »*

Marcel Proust,
À la recherche du temps perdu

Et si se prétendre complexé permettait juste de se défendre pour éviter d'affronter une part de nous-mêmes, ou des sentiments trop difficiles à identifier ? Le complexe agirait alors comme un outil pour se protéger de la réalité. Affronter son complexe, c'est effectivement s'attaquer à tout un rapport à soi-même, ancien et devenu réflexe. La tâche n'est pas facile. Pourtant, accepter de se pencher sur son complexe peut être une opportunité pour mieux comprendre son fonctionnement et être capable de l'utiliser. Les complexes peuvent devenir une force. En effet, une fois surmontés le manque de confiance en soi et l'absence d'estime de soi, la comparaison aux autres devient un moteur et non un frein. Se comparer permet alors d'avancer, d'aller toujours plus loin et de se dépasser !

À chacun son fonctionnement

Imparfait, et alors ?

Prendre conscience de ses propres imperfections peut être un bon moyen de s'apercevoir que nul n'est parfait autour de soi. Il faut s'autoriser certaines faiblesses, certaines lacunes. Il est impossible de savoir tout sur tout et de cumuler toutes les qualités : beauté, intelligence, humour, réussite sociale… Tout cela est un rêve qui n'est accessible que sur grand écran. La réalité est souvent bien différente. Regardez autour de vous : personne n'a fait de parcours sans faute. Il est parfois bon d'en parler avec votre entourage. Même si ce ne sont pas les échecs et les déconvenues que l'on dévoile en premier, les témoignages se révèlent souvent très instructifs. Les échecs sont fréquents et il faut les affronter : arriver à les tolérer permet de renforcer son estime de soi. Ces échecs ne sont que des étapes qu'il faut dépasser pour renforcer sa personnalité. Dans ce domaine, rien n'est jamais définitif. Après tout, il faut parfois savoir se tromper pour mieux rebondir et mieux se connaître.

Apprendre à voir les défauts des autres

Choisissez une personne de votre entourage que vous admirez particulièrement, ou dont vous enviez le parcours, la réussite, ou même le physique, et à laquelle vous vous comparez régulièrement. Si vous êtes assez proches, demandez-lui de vous raconter ses échecs, ses petits « ratés » dans la vie. Sinon, contentez-vous d'énumérer pour vous-même ses imperfections physiques : elle n'a pas les dents droites ? Vous, si ! Elle a de grands pieds ? Les vôtres sont menus et charmants ! Sans dénigrer cet(te) ami(e) pour autant, c'est une façon de voir que personne n'est parfait, y compris les modèles auxquels vous vous référez.

À chacun ses qualités

Qu'est-ce qui fait que vous êtes apprécié de votre entourage ? En cherchant la ou les réponses à cette question, vous verrez que vous avez aussi des qualités ! En écoutant les autres vous expliquer ce qu'ils pensent de vous, il vous sera possible d'accepter leurs remarques en toute objectivité. Ainsi, la susceptibilité dont vous faites preuve, et qui est sans fondement, va se réduire comme peau de chagrin : les autres ne vous veulent pas que du mal ! Il faut toutefois distinguer vos amis des gens que l'on dit « toxiques ». L'envieux ou le jaloux ne vont pas être tendres avec vous. Mais ces relations n'ont qu'un temps : il n'est pas question d'amitié et, tôt ou tard, elles prennent fin.

Les qualités de nos défauts

Demandez à un grand patron ses défauts et il vous répondra en énonçant les traits de caractère mêmes qui ont fait sa réussite : « Pointilleux, curieux, exigeant... » Il a su valoriser ses défauts pour réussir dans son activité. Si vous-même aimez être au calme et prendre votre temps pour faire les choses, c'est important de l'identifier afin de ne pas se comparer avec des gens qui ne conçoivent pas de passer trois heures à préparer un dossier. Les anxieux sont, par exemple, de grands vérificateurs, la crainte de se tromper les rend tatillons. Les timides vont apprécier les ambiances sereines, ils favorisent les relations harmonieuses. Prendre conscience de ses défauts peut permettre d'en tirer parti et, dans certaines circonstances, de les transformer en qualités !

Ne plus se laisser impressionner

Si vous avez l'habitude de vous laisser impressionner par la profession, les titres, la hiérarchie, les connaissances, et que cela vous complexe, apprenez à en prendre conscience. Cela permet dans un premier temps de savoir pourquoi, face à telle personne, vous vous sentez sans intérêt ou moins intéressant. Dans un second temps, vous saurez ne pas vous laisser berner par des gens qui savent jouer de leurs prérogatives. Les manipulateurs savent repérer leurs proies pour mieux agir. Certaines personnes n'hésitent pas, en percevant votre point faible, à l'utiliser pour se valoriser. « Tu es bonne en français, donc tu taperas le compte rendu. » Leur flatterie sert alors à vous imposer un travail que personne ne veut prendre en charge. Enfin, partez du principe que tout ce qui est dit n'est pas forcément vrai : « Je suis quelqu'un d'indispensable dans mon travail. » Peu à peu, vous apprendrez que ce type de personne, dénuée de toute modestie, joue à vous impressionner.

David, 37 ans :

« Je ne suis pas juriste, pourtant j'aurais pu l'être. J'ai fait de l'économie, mais je pense que je maîtrise parfaitement le raisonnement juridique. D'ailleurs, compte tenu de mon bon niveau scolaire, je pense que j'aurais réussi dans n'importe quelle discipline. »

Un outil : le bilan de compétences

Aujourd'hui, le salarié, l'artisan, ou le commerçant... est seul ! Il n'est pas question ici d'être pessimiste, mais de constater une évolution. Autrefois en effet, le collectif était de mise, il y avait un véritable partage de valeurs. La culture d'entreprise, bien que toujours présente, n'est plus forcément synonyme de solidarité : chaque individu se doit désormais d'être performant, d'atteindre ses objectifs sans l'aide des autres. La

158

pression est telle que quand l'estime de soi est défaillante, il devient impossible d'y arriver. Les professionnels qui encadrent les personnes cherchant à retrouver un emploi vont donc d'abord s'attacher à regonfler cette estime de soi défaillante. Une fois qu'une bonne image de soi est restaurée, une fois revenue la confiance en ses capacités et en sa manière d'être, alors il devient possible d'affronter... l'entretien d'embauche. Pour y parvenir, des consultants, par le biais d'organismes dédiés à l'emploi (ANPE, APEC...) proposent notamment de faire un bilan de compétences. Il s'agit alors de faire le point sur ses compétences personnelles et professionnelles, sur ses capacités et motivations afin de définir un projet professionnel. Outre les diplômes ou l'expérience, une partie de ce bilan doit aider à faire le point sur sa personnalité : « Suis-je organisé ? Ai-je l'esprit d'analyse ? Ai-je confiance en moi ? Quelle place est-ce que j'accorde à ma famille ? Suis-je autoritaire ?... » Une façon d'apprendre à se connaître, mais aussi de renouer avec soi, car il ne suffit pas d'avoir les compétences requises pour un poste si l'on n'a pas conscience de celles-ci, si « l'on n'y croit plus » ou que l'on n'ose plus y croire...

À chacun sa touche personnelle

Les complexes de comparaison poussent les individus à vouloir ressembler aux autres. Pourtant, s'écarter des modèles donne l'opportunité de développer ses propres compétences. Par exemple, certains ateliers artistiques proposent un exercice unique pour tous. Une fois le travail achevé, les uns et les autres observent, regardent, admirent et commentent les travaux de chacun. Or, si chacun, dans un tel contexte, a eu l'occasion d'utiliser sa propre technique et mis sa « touche personnelle », alors la comparaison des productions offre une source d'inspiration large et enrichissante pour tous.

Être différent, quel bonheur ! Heureusement que le moule n'est pas le même pour tous : les différences enrichissent.

Margaux, 16 ans :

« Je ne veux pas être comme les autres. Au lycée, toutes les filles s'habillent de la même façon. Je trouve ça nul. Moi, j'aime bien avoir mon style. Je cherche toujours la petite veste que personne n'a. Comme ça, on se souvient de moi, on me distingue… On dit parfois que j'ai du caractère, mais en fait, c'est juste que je ne me laisse pas influencer. Je me sens bien dans mes baskets, je suis moi ! »

Le pouvoir de l'humour

Faire rire les autres rassure celui qui est à l'origine de la blague. C'est un moyen d'échapper à une situation embarrassante. Ainsi, on dit souvent que les timides cachent leurs émotions en recourant au rire pour pouvoir exprimer ce qu'ils ressentent. Mais c'est aussi le cas des personnes qui s'en tirent par une pirouette, car elles n'ont pas la réponse, ou celles qui se débrouillent, blague à l'appui, pour ne pas évoquer de sujets trop intimes.

Christophe, 25 ans :

« Adolescent, je restais dans mon coin. L'idée de parler à une fille me semblait insurmontable. Et puis j'ai découvert que mes blagues avec mes copains faisaient aussi rire les filles de ma classe. J'ai donc pu aborder les filles en utilisant l'humour. J'avoue que c'est plutôt grisant de voir qu'une fille pleure de rire et vous aime bien pour cela. »

Connaître ses limites

Il y a toujours un plus fort

À chaque moment, et quoi que l'individu fasse, il y a toujours quelqu'un de plus fort ou de plus intelligent que lui. Admettre cette réalité calme

160

les natures vaniteuses, mais permet aussi de trouver sa place : ce que vous dites ne va pas forcément intéresser tout le monde, et c'est bien normal. Il en est de même pour tous. Si le dernier film que vous avez vu n'inspire pas votre entourage, il n'est pas pour autant question d'éviter d'en parler ou, à l'inverse, d'en parler trop. Le juste milieu consiste à énoncer les faits et à voir si la personne en face de vous manifeste de l'intérêt. Si elle décroche, il n'y a pas de mal à changer de sujet. De plus, il n'est pas nécessaire d'en rajouter.

Certains complexes d'infériorité ou d'échec naissent parfois d'une concurrence que vous vous imposez. Le fait de voir quelqu'un réussir peut être perçu comme un échec pour soi. Alors que, objectivement, la réussite de l'un n'enlève rien aux qualités de l'autre !

Céline, 27 ans :

« L'arrivée d'une collègue m'a complexée. Au cours d'une réunion, elle a reçu des félicitations. J'en ai déduit qu'elle était meilleure que moi, et surtout je me suis sentie incompétente. »

Faire bien, mais pas parfaitement

Pourquoi penser que l'on attend de vous la perfection ? Être le premier, le plus fort… C'est un objectif que vous vous fixez. En réalité, il faut faire le mieux possible en fonction de ses compétences, de ses qualités. Bien sûr, il est juste de chercher à améliorer ses performances, à en faire davantage. Mais si la barre est placée trop haut, s'il n'y a pas d'adéquation entre les moyens mis en œuvre et l'objectif à atteindre, le stress et les frustrations seront au rendez-vous. En gardant de la distance par rapport à vos objectifs, vous avancerez plus sereinement. Prenez du recul, hiérarchisez vos impératifs : peut-être vaut-il mieux ne réaliser que quelques-uns de vos objectifs correctement, mais pas parfaitement, pour continuer d'avancer, plutôt que de rester bloqué sur un objectif inatteignable.

À l'impossible, nul n'est tenu

Vous êtes lancé dans la préparation d'un repas en imaginant tout faire, de l'apéritif au dessert. Bien entendu, dans votre esprit, tout doit être parfait. Pourtant, vous n'y arrivez pas : vous allez devoir ouvrir une boîte de biscuits apéritifs pour remplacer les amuse-bouche que vous n'avez pas eu le temps de préparer, et passer à la pâtisserie pour acheter un gâteau. Cela ne signifie pas pour autant que le dîner est raté. Bien au contraire : l'entrée et le plat sont parfaits ! Relativisez ainsi pour chaque événement ou situation qui vous impose la perfection.

La théorie du niveau d'aspiration

William James (1842-1910), père de la psychologie américaine, a posé une formule mathématique pour définir l'estime de soi : Estime de soi = Réussites (réalisations)/Aspirations (prétentions).

L'estime de soi, pour un individu, serait donc le simple rapport entre ce qu'il prétend faire et les succès qu'il remporte, autrement dit, entre les résultats que la personne obtient et ceux qu'elle pense pouvoir obtenir. Par « estime de soi », James entend ici la conscience de la valeur du soi. Cette valeur repose sur l'importance que la personne accorde à son physique (aspect corporel mais aussi vestimentaire), à ses possessions matérielles, à ses rapports sociaux et à ses aptitudes. Dans chacun de ces domaines, la valeur du soi résulte du rapport entre les réussites et les prétentions de l'individu. Une personne peut donc changer son degré d'estime de soi en augmentant ses réussites ou... en diminuant ses aspirations ! Peut-être suffirait-il donc de revoir ses objectifs à la baisse pour retrouver une bonne estime de soi.

Mais que faut-il prouver ?

En arriver à se poser cette question, c'est déjà avancer dans la compréhension de ses complexes. La mise en avant de ses qualités, pour montrer que l'on est doué, est à double tranchant, car le regard des autres, critique ou envieux, n'est pas un bon moteur. Il faut être en accord avec soi. Il est très usant de prouver quelque chose qui, souvent, ne correspond pas à une envie profonde. Identifier ses envies ou ses besoins permet de se poser les bonnes questions : « Est-ce que j'ai vraiment envie de devenir médecin, ou est-ce que je le fais parce que mes parents ne m'en croient pas capable ? »

Impossible de tout savoir

Au cours d'un dîner en ville ou d'une soirée entre collègues, vous réalisez que vous n'êtes pas le plus drôle, ni le plus instruit sur les dernières questions d'actualité. Peu importe, ce n'est pas forcément ce qui est attendu de vous. Votre sens de l'écoute et votre dynamisme, vos autres qualités peuvent aussi compter. Après tout, si vous êtes invité, c'est que vous êtes apprécié. Et rassurez-vous, personne ne sait tout ! Même les Prix Nobel ne sont pas à l'aise dans certains domaines, et les vrais érudits ne sont pas toujours les plus bavards. En revanche, les donneurs de leçons ne sont pas toujours sûrs de ce qu'ils avancent et en font des tonnes pour le cacher. Ils sont souvent porteurs d'autres faiblesses qu'ils cherchent ainsi à camoufler.

Pourquoi se faire du mal ?

Une forme d'intolérance vis-à-vis de son entourage alimente le complexe. « Les voisins partent encore en vacances, ils ont les moyens ! » Le sentiment de moins voyager, de ne pas avoir le même train de vie est frustrant. Autre exemple, le fait de voir un ami acquérir la voiture de ses rêves provoque un brin de jalousie. La rancœur ou l'idée qu'on ne parviendra jamais à acquérir la même chose renforcent le complexe. Pourtant, il peut être bénéfique d'admettre que les autres provoquent régulièrement des frustrations. Dans ce cas, les sentiments que l'on ressent « boostent » l'ego. Pour certains, la frustration devient un moteur.

L'intérêt de se comparer

Les limites repoussées

La comparaison permet également de se dépasser : « Si Untel a réussi cet examen, il n'y a pas de raison que je n'y parvienne pas. » Dans ce cas, tous les moyens dont dispose un individu sont mis à profit pour parvenir à l'objectif fixé. Tout dépend de l'adéquation entre les compétences mises en œuvre et les résultats à atteindre : il faut par exemple être capable de reprendre ses études en cours du soir pour changer de milieu professionnel, ou encore s'entraîner plusieurs fois par semaine pour participer à une compétition sportive.

Laure, 32 ans :

« Dans ma famille, mes cousins ont tous fait des grandes écoles. Mais moi, seule la fac m'a acceptée. Les études m'ont plu, mais j'ai travaillé énormément pour passer d'une année à la suivante. Mon objectif était d'obtenir un bac plus cinq pour me sentir au même niveau qu'eux. »

Un modèle pour se dépasser

Sans que ce soit idéaliste, un modèle peut inciter à se dépasser. Pour les études par exemple, vouloir les poursuivre « pour faire comme son copain » qui vise des grandes écoles agit comme un booster. Dès lors que la motivation n'est pas empreinte de jalousie ou d'envie, le besoin de se dépasser devient une force : « Elle s'est mise à apprendre le chinois en cours du soir à quarante ans, et si j'essayais ? » ; « Il fait des marathons alors qu'il y a trois ans, le sport, ce n'était que devant la télévision !

Depuis, je pense que c'est possible, et je vais m'y mettre. » Certains exemples ouvrent des champs d'action et de possibilités qui donnent envie de se dépasser. Mais attention, l'objectif, encore une fois, doit être réalisable, car, en cas d'insuccès, le complexe risque de s'amplifier.

Pierre-Louis, 25 ans :

« J'étais en BEP, mes copains étaient dans la filière générale, et puis deux d'entre eux sont entrés en Sup de Co. J'ai tout fait pour intégrer cette école. J'ai repris la filière générale pour parvenir à avoir le bac, et j'ai suivi une classe préparatoire aux écoles de commerce. Je ne voulais pas être trop différent d'eux. »

Des rencontres enrichissantes

Parce que la comparaison semble pesante, c'est probablement par les rencontres que l'on peut prendre conscience de ses blocages : « Finalement, je ne suis pas la seule à ne pas me sentir bien avec eux ! »

Les échanges permettent parfois de réaliser que les autres aussi doutent. Sur ce sujet, certaines personnes sont plus honnêtes que d'autres, et ce, quel que soit le niveau. Lorsque l'échange est sincère, il n'est pas rare de découvrir que même les personnes les plus sûres d'elles en apparence ont des complexes ou en ont eu. Ce genre de révélation prouve que le complexe n'est pas toujours un frein.

Sarah, 27 ans :

« Je travaille avec une femme belle et brillante à qui tout semble réussir. Un jour, je l'ai trouvée en larmes dans son bureau. Elle m'a confié qu'elle sortait d'une réunion qui s'était mal passée. Elle ne se sentait plus à la hauteur. J'ai réalisé qu'elle aussi pouvait ne pas faire face à toutes les remarques. »

<u>Affichez vos complexes !</u>

Lors d'une réunion de famille ou entre amis, si l'ambiance s'y prête (par exemple en fin de soirée, à l'heure des jeux de société), proposez de faire un tour de table pendant lequel chacun fera l'inventaire de ses complexes... N'oubliez pas les vôtres ! Vous aurez sans doute la surprise de constater à quel point les complexes, chez les autres, vous semblent infondés... Et s'il en était de même pour vous ?

L'atelier d'écriture

Ces réunions destinées à des personnes venues de différents horizons offrent l'occasion de faire l'expérience de l'écriture dans un groupe. Les écrits de chacun sont lus à voix haute, le plus souvent par leur auteur. Les participants écoutent et commentent. La bienveillance est de mise. Les commentaires sont généralement réservés à l'animateur. Dans ce contexte, l'écriture offre une nouvelle opportunité de s'exprimer personnellement, mais pas forcément de manière intime. Bien sûr, l'écriture est l'expression de sa personnalité. Elle permet à ceux qui adhèrent à l'expérience d'accepter le regard des autres sur leurs écrits et donne la possibilité, grâce à une expérience de groupe, de renouer avec soi. Il n'est pas rare que les participants se surprennent eux-mêmes, puisqu'ils ignorent le plus souvent avant la séance les exercices et les thèmes qui seront abordés.

Nadia, 28 ans :

« J'ai débuté un atelier d'écriture avec pour objectif de libérer mon style. Juriste de formation, j'écris beaucoup mais de façon très technique. L'écriture ne me pose donc aucun problème. Mais le fait de devoir écrire une scène de vacances, de décrire un tableau m'a incitée à me découvrir. C'est grâce au groupe que j'ai pris conscience de l'originalité de nos textes : chacun met l'accent sur un point différent, les couleurs, les sons, l'ambiance. Je crois que cette lecture de nos textes est une véritable révélation sur les autres et sur soi. »

Les moyens de se surprendre

Dans l'action, il est possible de s'étonner soi-même. On dit souvent que l'homme a de nombreuses ressources. S'étonner, c'est donc en partie accepter de ne plus se laisser déborder par les limites que l'on s'impose. Le complexe est en cela pervers, puisqu'il a la capacité d'envahir tout votre fonctionnement mental, et donc de vous laisser penser que vos limites sont celles qu'il vous impose. Reconnaître qu'il s'agit d'un complexe permet de prendre conscience qu'on peut le dépasser : « Je suis beaucoup trop timide pour chanter devant des gens, et pourtant j'adore chanter. » Le seul moyen de savoir si c'est possible consiste à se donner l'occasion d'essayer. Peut-être suffit-il de s'inscrire à un karaoké pour découvrir si, en définitive, le blocage imposé par le complexe (la timidité) est plus fort que le plaisir de chanter…

L'intérêt du groupe

Vu de l'extérieur, le groupe peut sembler effrayant. Mais il peut aussi offrir un espace rassurant dans lequel chacun se sent porté par les autres. Ensemble, il s'agit d'atteindre un objectif commun et chacun a un rôle à jouer pour y arriver. Tout le monde est important et reconnu comme tel. Une équipe de football, une chorale, une troupe de théâtre demandent à chacun de leurs membres de tenir sa place. Pour la personne complexée, la façon dont elle se perçoit n'a plus d'importance : elle doit mettre son complexe de côté pour avancer et accomplir la tâche qui lui est demandée. Dans ces équipes, l'objectif commun et les règles de fonctionnement ou de jeu permettent de reconnaître à chacun un rôle indispensable. Une équipe de foot sans gardien de but ne peut pas fonctionner. Qu'un acteur manque dans une troupe de théâtre, et la pièce ne peut pas se jouer. Le groupe permet de décupler ses forces et de trouver en soi des ressources qu'on n'irait pas chercher dans d'autres cadres.

Des thérapies pour vivre mieux !

Le soutien de la thérapie

Lorsque la comparaison ne permet pas de se dépasser, lorsqu'elle est un frein à toute action, il devient important de chercher un moyen de s'en libérer. Il est illusoire de croire qu'on peut vivre sans se comparer. En revanche, il est possible de le vivre sereinement, d'en tirer des constats du genre : « Tiens, c'est bien, il a réussi à devenir médecin », plutôt qu'une frustration ou de l'agressivité : « Rien ne prouve que c'est un bon médecin, il était peut-être dernier de sa promo ! »

Mais il n'est pas toujours possible d'y parvenir seul. L'aide d'un professionnel peut être nécessaire.

L'exemple des thérapies d'affirmation de soi

Les thérapies d'affirmation de soi ont pour objectif de faire valoir ses droits en respectant ceux des autres. Cela consiste à apprendre à oser dire ce que l'on pense, ce que l'on croit, ce que l'on ressent, par le biais d'une série d'exercices concrets inspirés des thérapies comportementales (voir la deuxième partie, chapitre 6). Tout doit être énoncé clairement sans que la colère, la gêne ou encore le mépris se mêlent à cette affirmation de soi. L'intérêt de ces techniques utilisées en développement personnel, au sein des entreprises par exemple, c'est qu'elles permettent de tisser des relations harmonieuses. Bougonner dans sa barbe « Il m'énerve quand il appelle les clients, il est mielleux ! » ne risque pas d'avoir un impact sur la personne concernée. En revanche, le fait d'être capable de dire, en dépit de la position professionnelle d'un individu, « il est peut-être préférable de se montrer plus ferme face à ce client » est une façon d'affirmer son point de vue. Travailler l'affirmation de soi, c'est développer sa capacité à occuper sa place sociale.

La psychogénéalogie pour se libérer de sa famille

La psychogénéalogie propose de se pencher sur son arbre généalogique, son passé, l'histoire de ses ancêtres afin de mieux comprendre pourquoi nous avons parfois le sentiment de ne pas être à la bonne place, pourquoi les valeurs avec lesquelles on grandit deviennent trop lourdes à porter. La psychogénéalogie aide à prendre conscience des liens qui, au quotidien, nous rattachent à nos ancêtres. Les principes familiaux sont alors mieux compris : on fait mieux la relation entre un grand-père qui a ruiné sa famille et répétait « ne donne pas ta confiance, tu seras déçu », et la peur que l'on a de se lancer dans les affaires. La coïncidence des dates est aussi une piste de réflexion pour comprendre la « transmission » qui se fait de génération en génération au-delà des caractéristiques physiques et génétiques. La fermeture de l'usine familiale un 10 janvier et la perte de son poste un 10 janvier font surgir la crainte de voir un autre événement survenir à cette même date. La psychogénéalogie libère les individus pour qu'ils puissent accéder à leur vie et leur destin.

Le soutien des médicaments

Parfois, les relations avec les autres sont impossibles : le complexé fait subir son mal-être à son entourage. Il l'exprime par la colère ou la violence. Un homme ordonne à sa femme de se vêtir plus court, un autre la frappe parce qu'elle a pris des kilos… Le poids des autres est tel qu'il aveugle tout raisonnement et pousse à agir impulsivement, à adopter des comportements extrêmes. Dans ce cas, le complexé est malade ; on parle ici de pathologie, ce qui nécessite de se faire soigner. Le recours aux médicaments peut s'imposer pour soulager le malade. Seul un médecin est habilité à faire une prescription. Dans certains cas, les médicaments sont d'ailleurs indispensables pour permettre à une personne de surmonter son état et d'envisager, alors, une thérapie.

Conclusion

Sacrés complexes ! Ils sont partout, chez la grande blonde comme chez la petite brune, chez le grand mince comme chez le petit musclé. De plus, ils évoluent au fil du temps ; les rencontres et les événements de la vie modifient la perception que chacun se fait de ses complexes : une aventure amoureuse, et aussitôt, on se sent plus séduisant. Il ne faut donc pas hésiter à examiner ses complexes par rapport à un contexte donné pour poser sur soi un regard aussi objectif que possible.

C'est une démarche positive, car les complexes sont d'autant plus intolérables que l'on refuse de cohabiter avec eux. L'énergie et le temps consacrés à ce combat paralysent les actions qui pourraient les reléguer au rang de simples défauts. Dans ces conditions, vouloir à tout prix « décomplexer » n'est peut-être pas la meilleure des solutions, car on risque alors de focaliser sur ses complexes plutôt que d'avancer et de trouver ce qui fait nos qualités.

Bien sûr, se mettre en accord avec ses complexes peut prendre du temps. Il faut notamment admettre que ce qui ne nous plaît pas, un trait de caractère ou un aspect physique, fait partie intégrante de notre personnalité, et que ces éléments ne constituent pas des défauts à éliminer à tout prix, mais de véritables « plus » pour la personne que l'on est. Petit à petit, on apprend à mieux se connaître. L'objectif final est de parvenir à apprivoiser ses complexes, à en faire le tour, à mesurer leurs forces et leurs faiblesses. Une fois bien compris, ils peuvent se révéler comme des éléments forts de notre personnalité et devenir nos alliés.

… À chacun sa tactique pour y parvenir. Nous espérons en avoir proposé quelques-unes ; il y en a certainement d'autres, mais l'essentiel est là.

Vivre avec son ou ses complexes, c'est enfin vivre pleinement sa vie !

Bibliographie

ALLAIS Juliette, *La psychogénéalogie*, Eyrolles, 2007.

AMADIEU Jean-François, *Le poids des apparences*, Odile Jacob, 2002.

ANDRÉ Christophe et MUZO, *Petits complexes et grosses déprimes*, Seuil, 2004.

ANDRÉ Christophe et LÉGERON Patrick, *La peur des autres : Trac, timidité et phobie sociale*, Odile Jacob, 1995.

ANDRÉ Christophe et LELORD François,
 Comment gérer les personnalités difficiles, Poches Odile Jacob, 2000.
 L'estime de soi, Poches Odile Jacob, 2001.

BELLANGER Lionel, *La confiance en soi*, Éditions ESF, 1999.

BRACONNIER Alain, *Le guide de l'adolescent*, Odile Jacob, 2001.

CHALVIN Marie-Joseph, *L'estime de soi, Apprendre à s'aimer avec ou sans les autres*, Eyrolles, 2007.

DOLTO Françoise, *La cause des adolescents*, Robert Laffont, 1988.

DOLTO Françoise, DOLTO Catherine, PERCHEMINIER Colette, *Paroles pour adolescents ou le complexe du homard*, Gallimard Jeunesse, 2003.

Fernandez-Zoïla Adolfo, *Les complexes*, PUF, Coll. « Que sais-je ? », 1993.

Fize Michel, *L'adolescent est une personne*, Seuil, 2006.

George Gisèle, *La confiance en soi de votre enfant*, Odile Jacob, 2007.

Le Huche François, *Le bégaiement*, Albin Michel, 2002.

Lomas Pascale de, *Dé-com-ple-xez !*, Hachette pratique, 2006.

Mermet Gérard, *Pour comprendre les Français : Francoscopie 2007*, Larousse 2006.

Morel Corinne, *ABC de la psychologie de l'enfant*, Grancher éditeur, 1999.

Mitz Vladimir, *Chirurgie esthétique, les conseils d'un chirurgien*, Éditions du Cygne, 2006.

Raimbault Ginette, Eliacheff Caroline, *Les indomptables : Figures de l'anorexie*, Odile Jacob, 1989.

Szejer Myriam et Richard Stewart, *Ces neufs mois-là*, Robert Laffont, 1999.

Widlöcher Daniel *et al.*, *Choisir sa psychothérapie*, Odile Jacob, 2006.

N° d'éditeur : 3686

Dépôt légal : juillet 2008
Imprimé en Allemagne par BoD